Feng Shui

PARA QUEM MORA EM
APARTAMENTO

Elementos / Trigramas

Roberta = Madeira / Coelho → Ken

Eduardo = Madeira / Serpente → Ken

José = Fogo / Boi → Chen

Richard Webster

Feng Shui

PARA QUEM MORA EM APARTAMENTO

Tradução
DENISE DE C. ROCHA DELELA

EDITORA PENSAMENTO
São Paulo

Título do original:
Feng Shui for Apartment Living

Ilustrações: Carla Shale e Jeannie Ferguson.

Edição	Ano
2-3-4-5-6-7-8-9	99-00-01-02-03-04

Direitos de tradução para a língua portuguesa
adquiridos com exclusividade pela
EDITORA PENSAMENTO LTDA.
Rua Dr. Mário Vicente, 374 – 04270-000 – São Paulo, SP
Fone: 272-1399 – Fax: 272-4770
E-mail: pensamento@snet.com.br
http://www.pensamento-cultrix.com.br
que se reserva a propriedade literária desta tradução.

Impresso em nossas oficinas gráficas.

Dedicatória

Para Riley G.,
detetive psíquico e estimado amigo

Agradecimentos

Gostaria de expressar minha gratidão por
T'ai Lau pela sua ajuda e conselho

Sumário

Apresentação

Uma das coisas mais incríveis do feng shui é que ele tem solução para tudo.

– Richard Webster

Faça da sua casa um "lar feng shui", em vez de vê-la simplesmente como um lugar onde você vai dormir à noite. Em pouco tempo, você vai perceber que está com muito mais energia e entusiasmo. Caso more num belo condomínio de apartamentos, numa quitinete de um cômodo só ou num exíguo dormitório, é sempre possível fazer no lugar onde você mora algumas modificações sutis que literalmente transformarão a sua vida. Os praticantes do feng shui constatam melhoras significativas em todas as áreas – na vida amorosa, nas finanças, na carreira, na vida familiar, na saúde e até mesmo no quanto são reconhecidos pelo trabalho que prestam. Este mais novo livro da série sobre feng shui da autoria de Richard Webster explica como você pode aumentar a energia de harmonia do seu apartamento, gastando pouco ou absolutamente nada.

Saiba como alugar ou comprar o apartamento ideal para você, do ponto de vista do feng shui. Descubra quais são suas quatro direções favoráveis e suas quatro direções desfavoráveis, e aprenda como evitar pôr sua cama em frente ao local de "Desastre" do seu apartamento. Encontre a melhor forma de dispor os móveis e maneiras de atrair energia benéfica para as áreas desfavoráveis com plantas, espelhos, cristais e sinos tibetanos. Você vai até mesmo aprender a avaliar a casa de outras pessoas, conforme os princípios do feng shui. Comece agora a desvendar a antiga arte do feng shui e maravilhe-se com o futuro que o espera.

Introdução

Há milhares de anos, os chineses antigos descobriram que a qualidade de vida das pessoas melhorava quando elas viviam em harmonia com a terra, em vez de lutar contra ela. Eles perceberam que a vida era mais fácil se a casa onde moravam fosse voltada para o sul, na direção do sol que os aquecia, e a parte de trás fosse rodeada por montanhas que a protegessem dos ventos frios do norte.* Naturalmente, eles também ficavam satisfeitos se houvesse um pequeno curso de água corrente na frente de casa.

Aos poucos, idéias diferentes foram sendo testadas e, com o tempo, os princípios básicos do feng shui foram estabelecidos. O feng shui tem aproximadamente cinco mil anos. Ninguém sabe ao certo quando ou como ele surgiu. Acredita-se que seu criador tenha sido Fu Hsi (também chamado Wu da Hsia), o primeiro dos cinco imperadores míticos da pré-história chinesa.

De acordo com a história que tem sido transmitida de geração em geração ao longo dos séculos, Fu fazia um tra-

* Convém lembrar ao leitor que, neste trecho, como em todo o livro, as referências aos pontos cardeais e às suas qualidades têm em vista o Hemisfério Norte, razão pela qual o sul aí é apontado como a direção "de onde vem o calor", enquanto que o norte é a direção "de onde vêm os ventos fortes e gélidos".

Para os leitores do Hemisfério Sul, as qualidades apontadas para sul e norte naturalmente se invertem. (N.E.)

balho de irrigação no rio Amarelo, quando uma enorme tartaruga rastejou para fora da água. Isso foi considerado um sinal de bom agouro, pois naquela época o povo acreditava que os deuses viviam dentro do casco das tartarugas e dos cágados. Porém, quando olharam mais de perto para o animal, Fu e seus homens descobriram que as marcas sobre a carapaça formavam a figura perfeita de um quadrado mágico dividido em nove partes iguais (Figura A). Essa foi uma descoberta extraordinária e Fu e seus sábios homens a estudaram por um longo tempo. Dessa descoberta surgiu o feng shui, o I Ching e a Astrologia e a Numerologia chinesas. Portanto, o feng shui não é de maneira nenhuma um produto da “Nova Era”. Ele tem sido usado há muitos milhares de anos.

4	9	2
3	5	7
8	1	6

Figura A: O Quadrado Mágico

Na China existe um ditado que mostra como o feng shui é importante para as pessoas: "Primeiro vem o destino, depois vem a sorte. Em terceiro vem o feng shui, seguido da filantropia e da educação". Nosso destino é revelado por meio do horóscopo, que mostra nossas forças e nossas fraquezas. A sorte é algo mais difícil de se definir, mas os chineses acreditam que podem melhorá-la se eles se dedicarem aos outros quatro princípios. A sorte pode ser interpretada como um estado de espírito que atrai para nós aquilo em que pensamos. Em terceiro lugar vem o feng shui, que pode nos proporcionar uma vida em perfeita harmonia com o universo. A filantropia vem a seguir. Os textos de filosofia e de religião dos antigos chineses dão ênfase à importância de nos doarmos aos outros desinteressadamente, sem esperar nenhuma recompensa. Em último lugar, vem a educação, que deve ser encarada como um objetivo perene.

Os ocidentais só descobriram o feng shui há 25 anos. Isso porque, nas culturas asiáticas, as pessoas consideravam o feng shui tão importante que faziam questão de ocultá-lo do mundo ocidental. Em anos mais recentes, os asiáticos migraram para outros continentes, levando com eles o feng shui para seus novos lares. Hoje é tão fácil encontrar pessoas falando sobre o feng shui em San Francisco, Moscou e Buenos Aires quanto em Hong Kong, Kuala Lumpur ou Cingapura.

Atualmente, não são muitas as pessoas que têm condições de morar numa casa batida pelo sol, protegida por montanhas, com um riacho gorgolejante na porta. Esse ambiente ideal ainda é um sonho para a maioria de nós. Milhares de pessoas ao redor do mundo moram em prédios de apartamento. Em regiões onde a oferta de moradias é pequena, não se tem outra escolha a não ser aceitar o primeiro apartamento que aparece. Essas pessoas sentem-se desanimadas e incapazes de fazer alguma coisa para melhorar o ambiente do lugar onde moram.

Felizmente, o feng shui pode ser tão útil para quem mora em apartamento quanto para qualquer outra pessoa. Para falar a verdade, ele é até mais útil para quem mora em apartamento, pois nesse caso os moradores não podem contar com algumas vantagens que se têm ao morar numa casa.

Aplicando alguns princípios do feng shui no seu apartamento, você passará a viver em harmonia com a terra. E isso só lhe trará maior alegria, felicidade e abundância em todos os aspectos da sua vida diária.

Capítulo 1

O Que é Feng Shui?

O feng shui, cujo significado literal é "vento e água", é a arte de viver em harmonia com a terra. Quando vivemos em harmonia com todas as criaturas vivas, nossa vida transcorre com mais leveza e achamos mais fácil realizar nossos objetivos. O local onde moramos e a disposição de cada cômodo da casa podem exercer grande influência na qualidade da nossa vida.

Houve uma época em que a minha família morou num apartamento localizado num bairro pobre da cidade. Como se tratava de uma baixada, nos meses de inverno a região era coberta por uma densa neblina todas as manhãs. Quando o vento soprava de uma certa direção, a neblina ganhava um tom amarelo sujo e passava a ter um cheiro forte, vindo das lagoas imundas que havia a muitas milhas dali. Enquanto eu morava nesse bairro, passava o tempo todo deprimido e desmotivado. O local onde eu morava afetava radicalmente a minha vida. Quando a minha família melhorou de vida, nós nos mudamos para um bairro muito melhor da cidade e, de um dia para o outro, percebemos que passamos a ter muito mais energia e entusiasmo. A má localização da nossa antiga casa tinha esgotado nossas energias, enquanto a localização favorável da nova tinha feito com que nos sentíssemos revigorados.

Não é sempre que podemos mudar nossa localização física, mas é possível fazer algumas modificações dentro do nosso apartamento para deixá-lo mais de acordo com os princípios do feng shui. Quando vemos nosso apartamento como um lar, em vez de vê-lo simplesmente como o lugar onde dormimos, é muito mais fácil fazer dele um lugar favorável, do ponto de vista do feng shui. Para isso, em geral basta mudar a posição de alguns móveis ou iluminar um pouco mais um canto que não recebe muita luz.

Estou certo de que já aconteceu de você entrar num apartamento e, no mesmo instante, sentir-se bem, como se estivesse em sua própria casa. E, sem dúvida, você um dia já entrou em outro no qual não se sentiu nada bem. O primeiro apartamento era bom, do ponto de vista do feng shui, enquanto o outro não era. No entanto, fazendo alguns ajustes precisos, o segundo apartamento pode ficar tão agradável quanto o primeiro.

Com o feng shui, conseguimos nos sentir mais "em casa" quando estamos no nosso apartamento. Ao harmonizar e equilibrar o ambiente do lugar onde moramos, tornamo-nos pessoas mais felizes, saudáveis e bem-sucedidas em todas as áreas da vida.

O Ch'i

Ch'i é a força vital que existe em todo o universo e anima todas as coisas vivas. Essa energia é criada de várias formas. Um pequeno curso de água corrente é uma fonte abundante de energia ch'i. É por isso que nos sentimos rejuvenescidos depois de passar algum tempo perto de uma nascente, de uma lagoa, de um rio ou de um lago. Uma brisa suave também traz com ela a energia ch'i. Ventanias e furacões, no entanto, levam a energia ch'i embora, assim como torrentes de águas turbulentas. Quando o ch'i é levado para longe, toda sorte vai embora com ele.

Tudo o que é feito com perfeição também gera energia ch'i. Conseqüentemente, um músico habilidoso cria energia ch'i sempre que se dedica à sua arte; um atleta profissional também é fonte de energia ch'i quando dá tudo de si ao competir numa prova.

A natureza cria energia ch'i o tempo todo. Paisagens naturalmente belas, como o pico magnífico de uma montanha ou campos verdejantes, criam e estimulam a energia ch'i. Um apreciador anônimo dessa energia descreveu-a dizendo que ela era encontrada em lugares onde "as montanhas são belas; as águas são límpidas; o sol é magnânimo; a brisa, suave e o céu tem uma luz diferente; um outro mundo. Em meio à confusão, ela é a paz e, numa atmosfera de paz, é um ambiente festivo. Na presença dessa energia, nossos olhos se abrem; sentados ou deitados, nosso coração se rejubila. Aqui o ch'i se concentra e a essência se recolhe. A luz brilha no entremeio e a magia se espalha no ar".[1]

O ch'i pode ficar viciado ou estagnado. Uma lagoa suja, de águas poluídas, cria o "shar ch'i", que é o ch'i negativo. Esse tipo de energia espanta a sorte.

Queremos estimular ao máximo a energia ch'i positiva que existe no nosso apartamento, para assim aumentar nossa vitalidade e sensação de bem-estar.

Yin e Yang

O ch'i pode ser dividido em yin e yang. Esses são os dois opostos do universo; um não pode viver sem o outro. A frente e o verso são exemplos de opostos como esses. Se não existisse a frente, não poderia haver a parte de trás. O símbolo do yin e yang é um círculo contendo o que parece ser um par de girinos. Um é branco com um ponto preto (yang) e o outro é preto com um ponto branco (yin). Os pontos demonstram que tudo que é yin também tem uma pequena parcela de energia yang, e vice-versa. O símbolo do yin e yang é o símbolo taoísta do universo (Figura 1A).

Yin e yang são elementos complementares, e não opostos. A energia yin é escura, passiva e feminina. A energia yang é clara, ativa e masculina. Juntas elas formam uma combinação harmoniosa.

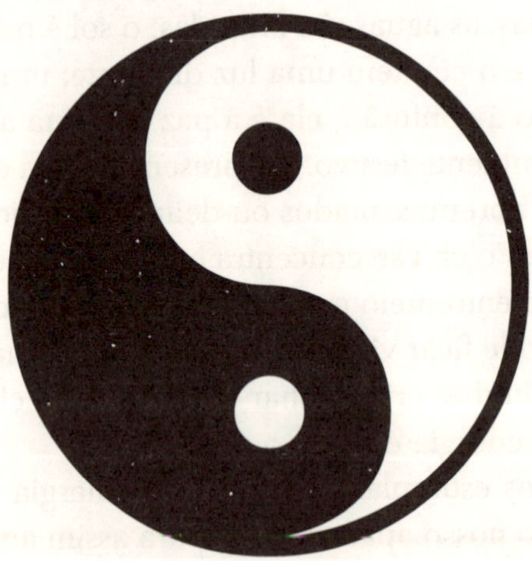

Figura 1A : O símbolo do yin e yang

O yin e o yang nunca foram definidos pelos antigos. Eles preferiam fazer uma lista de pares de opostos; hoje em dia, isso continua sendo um passatempo popular no Oriente. Eis alguns exemplos:

Masculino e feminino
Jovem e velho
Alto e baixo
Vida e morte
Preto e branco
Fora e dentro
Extrovertido e introvertido
Pai e mãe
Quente e frio
Verão e inverno
Céu e terra
Noite e dia
Montanhas e vales

Esse último exemplo costuma ser alvo de discussão no feng shui. Se o terreno é muito montanhoso, dizem que ele é jovem demais. O terreno totalmente plano é considerado muito yin. No feng shui, nós queremos equilíbrio. Por isso, um terreno totalmente plano pode ser equilibrado, acrescentando-se, depois de uma análise cuidadosa, algumas pedras, estátuas ou um pagode, pequeno templo pagão muito comum entre os povos asiáticos. Na verdade, os pagodes foram criados pelos praticantes de feng shui para solucionar os casos em que o relevo do terreno era muito yin.

Yin e yang são também relacionados com a simbologia do tigre branco e do dragão verde. O dragão é masculino e está relacionado com a energia yang. O tigre é feminino e está ligado à energia yin. Existem duas escolas principais de feng shui: a Escola da Forma e a Escola da Bússola. Essa última usa a bússola para determinar as direções e localizações mais apropriadas. A Escola da Forma analisa a geografia do terreno e se preocupa principalmente em identificar os locais onde o dragão pode ser encontrado embaixo de um morro ou numa topografia em relevo. O tigre sempre é descoberto ao lado do dragão, e o lugar em que o par simbólico se junta é o local de maior concentração de energia ch'i (Figura 1B).

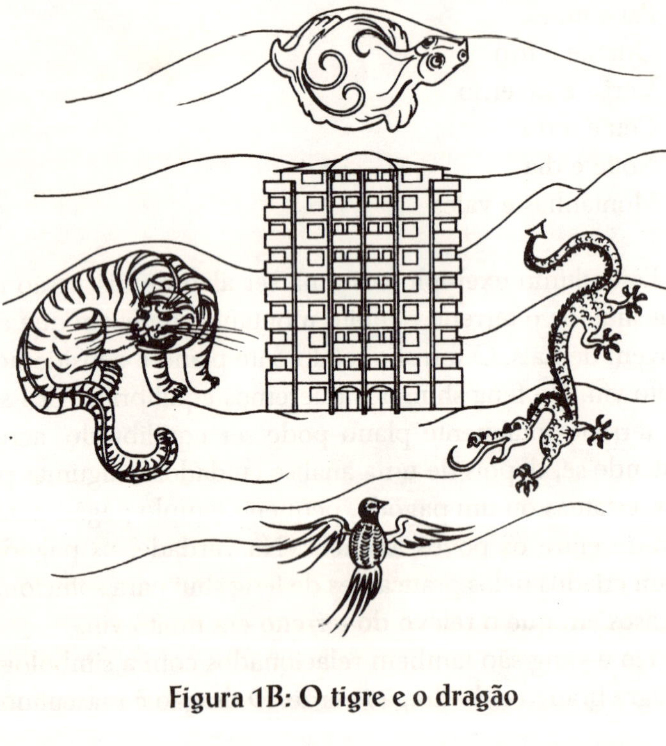

Figura 1B: O tigre e o dragão

No nosso apartamento, também queremos que haja equilíbrio entre yin e yang. Se tudo na nossa casa for branco, por exemplo, não ficaremos à vontade. Imagine se tudo no seu quarto fosse preto retinto. Você se sentiria bem dormindo lá? Precisamos de equilíbrio para ter harmonia.

Os Cinco Elementos

No feng shui, usamos os cinco elementos tradicionais da Astrologia chinesa: o fogo, a terra, o metal, a água e a madeira. Tudo que existe no mundo pode ser relacionado a um desses cinco elementos. De acordo com a Astrologia chinesa, temos a maioria desses elementos, ou todos eles, em nosso mapa astral, pois a hora, o dia e o ano do nosso nascimento estão todos relacionados com esses diferentes elementos. Você pode descobrir que elemento está relacionado ao ano do seu nascimento consultando o Apêndice 1.

Fogo

Cor: Vermelho
Direção: Sul

O fogo é dinâmico, inspirador e compreensivo. É também motivador, entusiasmado e inteligente. As pessoas do elemento fogo precisam de muita variedade na vida. Se o prédio de apartamentos onde você mora tem um formato triangular ou tem muitos cantos e ângulos agudos, você está morando num edifício cujas formas se relacionam com o elemento fogo.

Terra

Cor: Amarelo
Direção: Centro

A terra é segura, sincera, digna de confiança, leal e gentil. Ela gosta de arcar com responsabilidades. É sólida e estável. As pessoas do elemento terra têm prazer em ajudar as outras e em cuidar delas. Se você mora num edifício de formato quadrado e chato, ele pode ser considerado um prédio cujas formas se relacionam ao elemento terra.

Metal

Cor: Branco e dourado
Direção: Oeste

Como era de se esperar, o metal está relacionado com a abundância e com o sucesso material. Ele representa o raciocínio claro e a atenção aos detalhes. As pessoas desse elemento gostam de fazer planos e trabalham melhor em ambientes que agradam aos olhos. Se o prédio de apartamentos em que você mora tem um formato arredondado ou curvo, ele é considerado um prédio cujas formas se relacionam com o metal.

Água

Cor: Preto e azul
Direção: Norte

A água está relacionada com a atividade social, a comunicação e a sabedoria original. A água é intuitiva e sensível. As pessoas desse elemento se interessam por buscas espirituais e gostam de aprender. Se o prédio em que você mora parece não ter um formato muito bem definido, talvez porque foi ampliado de tempos em tempos, suas formas se relacionam ao elemento água.

Madeira

Cor: Verde
Direção: Leste

A madeira é criativa, maternal, caseira e acessível. Ela está relacionada ao crescimento. As pessoas desse elemento gostam de desafios. Se você mora num prédio alto, de muitos andares, as formas dele se relacionam com o elemento madeira.

Os Ciclos

Existem dois ciclos ou combinações desses cincos elementos: o Ciclo da Criação e o Ciclo da Destruição.

No Ciclo da Criação, cada um dos elementos contribui para a criação do que vem a seguir. O fogo queima e cria a terra. Da terra, obtemos o metal. O metal se liquefaz e passa a simbolizar a água. A água nutre a madeira. A madeira queima e dá origem ao fogo (ver Figura 1C).

O Ciclo da Destruição é exatamente o oposto. O fogo queima e destrói o metal. O metal destrói a madeira. A madeira nasce a partir da terra e é sustentada por ela; portanto, a enfraquece. A terra absorve a água e também a enfraquece. A água destrói o fogo (ver Figura 1D).

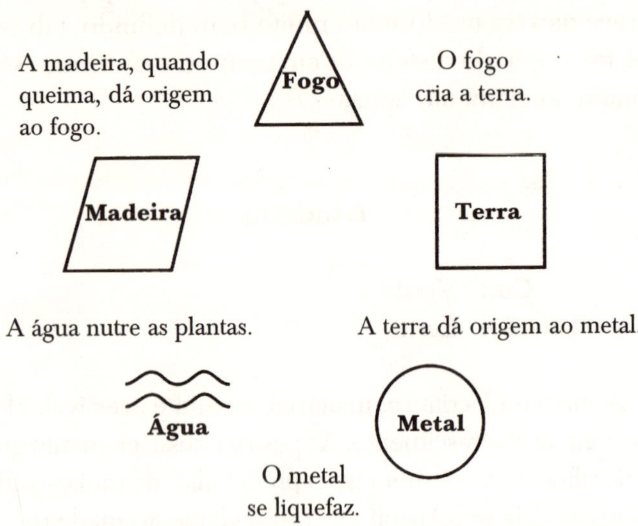

Figura 1C: O Ciclo da Criação

Podemos incorporar esses dois ciclos ao nosso apartamento, usando os elementos que mais se harmonizam conosco. Por exemplo, se nasceu num ano que corresponda ao elemento fogo, você se beneficiará caso coloque na sua casa vasos de plantas ou folhagens (pois, de acordo com o

Ciclo da Criação, a madeira cria o fogo). No entanto, convém que você evite o excesso de elemento água (aquários, fontes artificiais ou objetos afins) ou objetos pretos ou azuis no seu apartamento (pois a água destrói o fogo, de acordo com o Ciclo da Destruição). Você também terá um sono tranqüilo no seu quarto, caso ele esteja no lado sul da casa (pois sul é a direção relacionada com o elemento fogo).

Eis outro exemplo. Se você nasceu num ano de metal, deve dar preferência a objetos de decoração ligados ao elemento terra (pois, conforme o Ciclo da Criação, a terra dá origem ao metal). Podem ser vasos ou utensílios de cerâmica ou qualquer coisa de cor amarela. Da mesma forma, convém evitar o amarelo na decoração ou usá-lo com comedi-

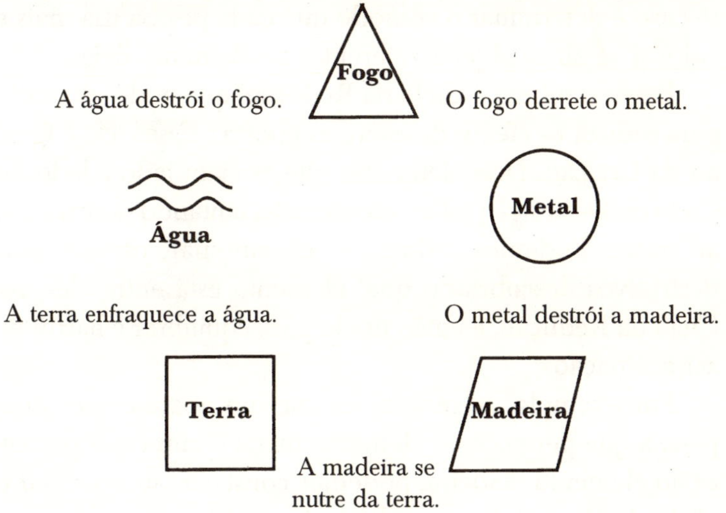

Figura 1D: O Ciclo da Destruição

mento (de acordo com o Ciclo da Destruição, o fogo destrói o metal). Você também dormiria melhor num quarto que estivesse no lado oeste da casa (a direção que é relacionada ao metal).

Em geral, é bom decorar a casa com objetos que se relacionem com o elemento do nosso ano de nascimento. Também temos mais chance de ser felizes se morarmos num prédio cuja forma corresponda ao nosso elemento ou ao elemento que o precede, caso optemos por adotar o Ciclo da Criação.

Naturalmente, se houver mais de uma pessoa morando no mesmo apartamento, será preciso compor o ambiente usando os elementos de cada um dos moradores. Pode ser que haja, no entanto, elementos conflitantes. A solução nesse caso é determinar o cômodo que cada pessoa usa mais e colocar só ali os objetos referentes ao elemento delas.

Existe também o Ciclo da Redução, que pode ser usado para reduzir os efeitos de energias opostas. Esse ciclo é igual ao da Criação. Dois elementos que estejam lado a lado no Ciclo da Destruição estão, na verdade, tentando destruir um ao outro. Podemos reduzir, e até eliminar, esses efeitos destrutivos descobrindo qual elemento está entre eles, no Ciclo da Redução, e então usá-lo para equilibrar e harmonizar a situação.

Por exemplo, se moram no mesmo apartamento uma pessoa que pertence ao elemento metal e outra que pertence ao elemento madeira, podemos constatar, ao consultar o Ciclo da Destruição, que elas terão problemas. Entretanto, conforme o Ciclo da Redução, a água pode eliminar o conflito entre esses dois elementos. Portanto, um aquário ou uma pequena fonte para ambientes internos pode ser o suficiente para que essas duas pessoas convivam em harmonia.

Os Shars

Os shars, muito conhecidos como "setas envenenadas", são criados por linhas retas e ângulos agudos que apontam diretamente para nós. Um exemplo comum pode ser um caminho em linha reta que converge diretamente para a entrada principal de um edifício (Figura 1E). Esse é o tipo de coisa que forma um shar que afeta a qualidade de vida de todos os moradores do prédio.

Na antiga China, acreditava-se que os fantasmas só podiam andar em linha reta. Quando estive nesse país, eu vi muitas pontes ornamentais em ziguezague, cruzando lagoas e pequenos lagos (Figura 1F). Elas pareciam muito graciosas e decorativas, mas foram construídas mais por razões preventivas, ligadas ao feng shui, do que por razões puramente estéticas. A forma em ziguezague evitava que os fantasmas cruzassem a ponte.

Outro exemplo muito comum de shar é o ângulo agudo do canto de um prédio vizinho que forma um ângulo de 45 graus com o nosso apartamento. Esse shar é como uma seta envenenada que aponta para qualquer coisa que estiver em seu caminho.

Felizmente, quando os shars não são vistos, eles deixam de existir. Portanto, se você não consegue ver o canto que forma o ângulo agudo, não precisa se preocupar com ele. Do contrário, você pode remediar a situação de várias formas. Pode simplesmente colocar uma cortina na janela e

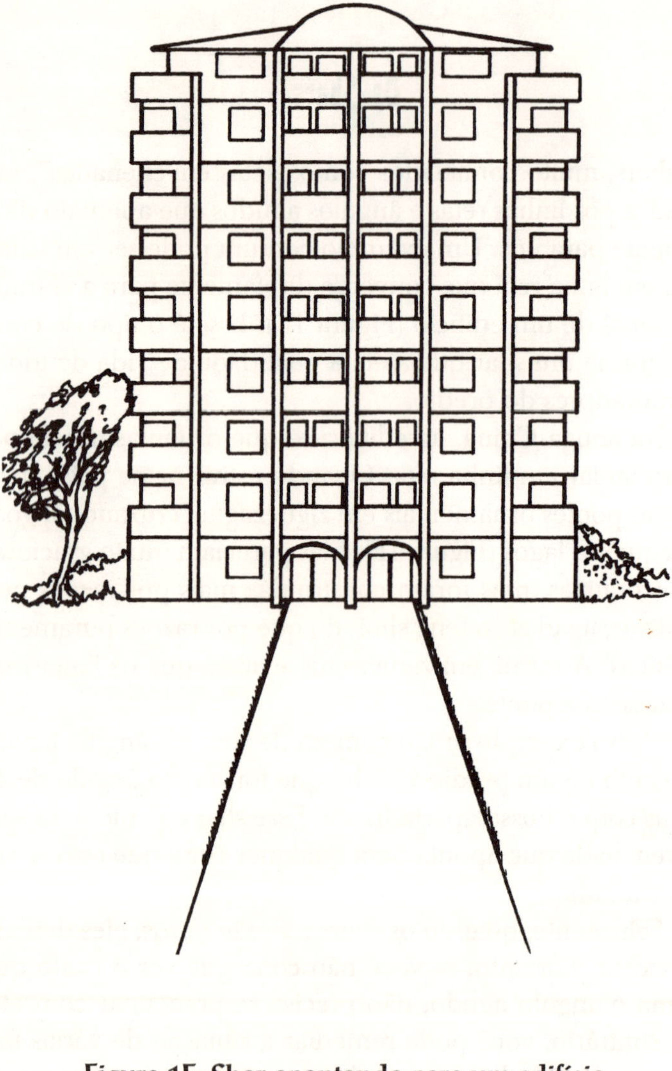

Figura 1E: Shar apontando para um edifício

mantê-la fechada para que ninguém possa ver o tal ângulo do seu apartamento. Outra alternativa é pendurar um pequeno espelho ba-guá de forma que ele possa refletir o shar (Figura 1G).

Os espelhos são objetos muito importantes no feng shui. Em geral, eles são yin, ou passivos, mas o espelho ba-guá é yang e ativo. Isso porque ele é rodeado pelos oito trigramas do I Ching, que lhe conferem força e energia. O espelho ba-guá é fixado no centro de um pedaço de madeira octogonal. Na China, o ba-guá octogonal sempre foi considerado um objeto que traz muita sorte.

Os espelhos ba-guá são sempre pequenos. Acredita-se que esse tamanho faz com que eles concentrem energia e, o

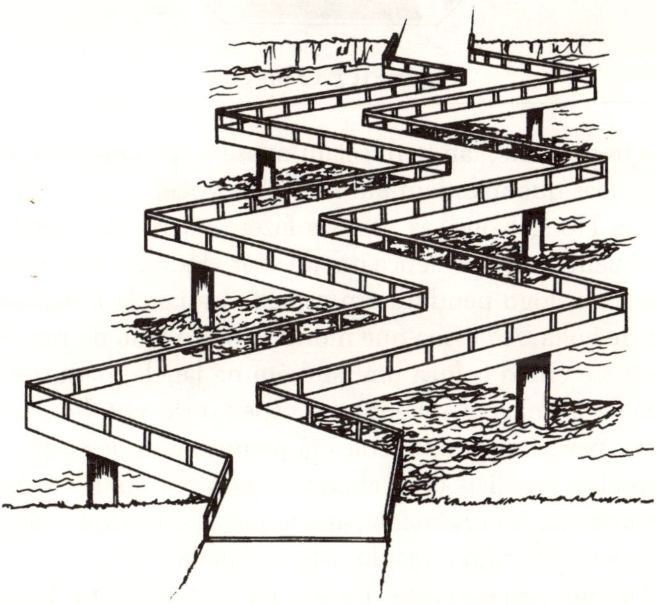

Figura 1F: Ponte em ziguezague

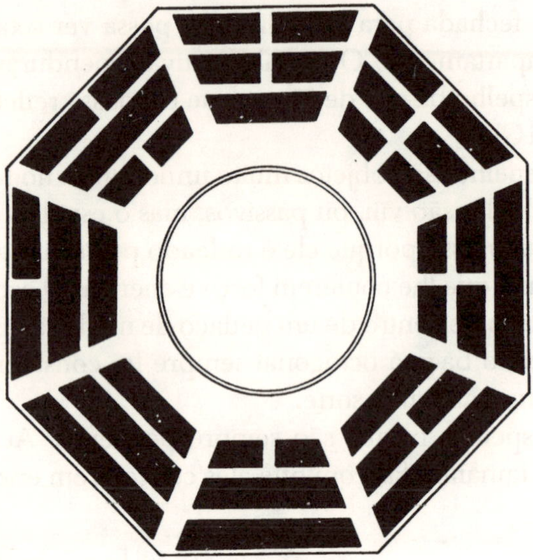

Figura 1G: O ba-guá

mais importante, também sejam quase imperceptíveis para as pessoas que mandam um shar para você.

Em Hong Kong, as pessoas fazem guerra de espelhos. Se alguém nota a presença de um shar vindo do apartamento vizinho, logo pendura um espelho na janela e manda o shar de volta. A pessoa que mora do outro lado da rua vê o espelho e então coloca um também na janela, para refletir de volta a imagem refletida no espelho do vizinho. Antes que se perceba, os oponentes já penduraram dez espelhos na janela e a polícia já foi chamada para pôr um ponto final na contenda. Naturalmente, assim que a polícia vai embora, o primeiro espelho é recolocado na janela.

Portanto, quanto mais discreto forem os espelhos ba-guá, melhor. Eles são mais eficazes quando pendurados numa parede externa do prédio, embora você possa colocá-lo dentro de casa, se necessário. A melhor posição para pendurá-lo é um pouco acima da janela ou da porta que é afetada pelo shar.

Agora você já conhece alguns termos básicos usados no feng shui. No próximo capítulo, veremos como se pode aplicar os princípios do feng shui ao se procurar um apartamento para morar.

Capítulo 2

À Procura de um Prédio de Apartamentos

O feng shui é tão útil para as pessoas que moram em apartamento quanto para qualquer outra. No mundo moderno, as ruas correspondem aos rios e os prédios podem representar as montanhas e colinas.

Quando estiver à procura de um apartamento para morar, examine cuidadosamente a paisagem em torno do prédio que você tem em vista. O ideal seria que ele tivesse algum tipo de proteção na parte de trás, como um outro prédio ou montanhas. Prédios parecidos localizados dos lados do seu também são uma boa proteção. Verifique com atenção se eles não enviam shars na direção do seu edifício.

Os prédios das cercanias devem ser proporcionais em altura ao que você está avaliando. Um prédio que ultrapasse a altura do seu pode parecer ameaçador, e com o tempo você pode achar essa proximidade cada vez mais opressiva. Essa sensação será até pior caso o prédio mais alto esteja em frente à entrada principal daquele em que você pretende morar (Figura 2A). Qualquer objeto de grandes proporções em frente à sua entrada principal pode causar essa sensação

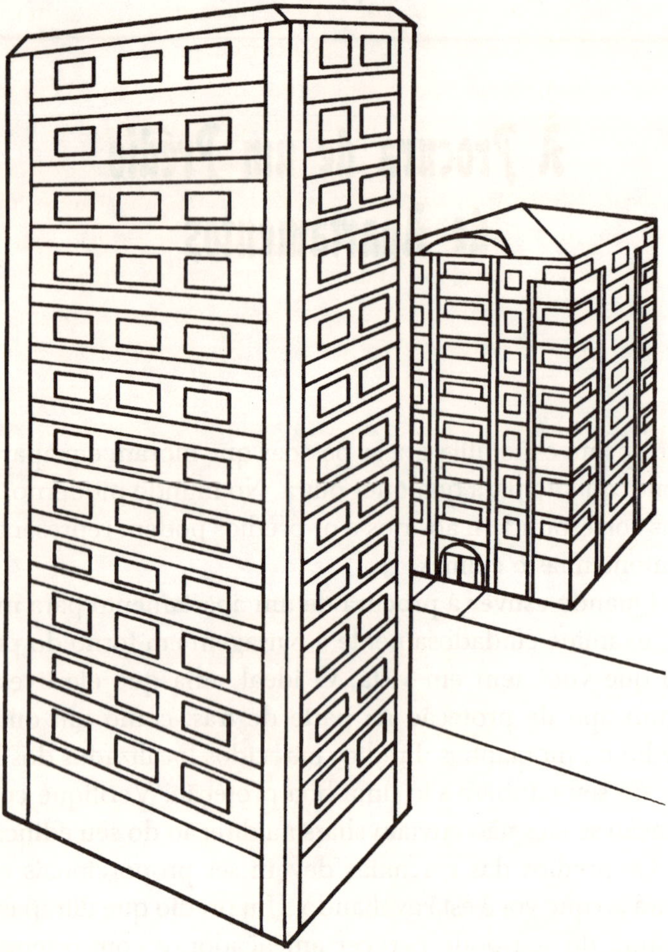

Figura 2A: Um grande prédio de apartamentos bloqueando um prédio menor

de opressão. Um quadro para afixar cartazes ou anúncios, uma parede de concreto, um transformador de eletricidade, até um colina localizada bem em frente à sua entrada pode afetar a quantidade de ch'i acumulada em frente ao prédio.

Seu prédio precisa estar protegido de alguma forma, ou por montanhas ou por outro prédio. Um edifício que esteja no alto de um morro, com nenhuma proteção lateral, não é apropriado do ponto de vista do feng shui (Figura 2B). O vento levará para longe todo o ch'i do seu apartamento e fará com que a água da chuva e de qualquer outra fonte desça morro abaixo, afastando-se do seu prédio. Lembre-se de que feng shui significa "vento e água". Ambos são benéficos, mas em pequenas quantidades. Um prédio localizado no alto de um morro está exposto a todos os elementos, e isso dá origem ao "ch'i shar" (ch'i negativo).

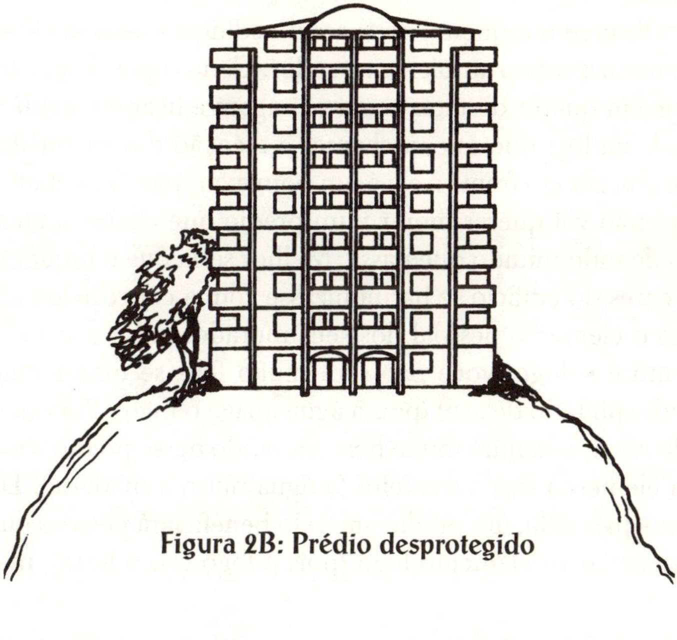

Figura 2B: Prédio desprotegido

O ideal seria que o seu prédio também tivesse um formato regular. Edifícios quadrados, retangulares, redondos e em forma de ba-guá (com oito lados) são os melhores. Prédios com formato irregular dão a impressão de que parte da estrutura está faltando. Por exemplo, um prédio em forma de L dá a impressão de que um pedaço da estrutura foi removida.

Certifique-se de que o prédio é agradável do ponto de vista estético. Isso é importante, pois os sentimentos que você tem com relação à casa onde mora afetam todos os aspectos da sua vida. Tenho um amigo que nunca convidou ninguém para ir à casa dele porque a achava muito feia. Isso fez com que ele começasse a ficar cada vez mais introspectivo e solitário. Ele só voltou a ter a vivacidade de antes quando se mudou para um apartamento num prédio que ele achava bonito.

Observe o esquema de cores do edifício e veja se ele se harmoniza com o ambiente ao redor. Certos tipos de prédio parecem querer destacar-se da paisagem e ficar em evidência. Uma loja que queira chamar a atenção dos motoristas que passam em frente a ela é um bom exemplo. No entanto, você não vai querer morar num prédio que chame a atenção de todo mundo que passe. Melhor seria que o esquema de cores do edifício se harmonizasse com a cor relacionada com o elemento pessoal dos seus moradores. Se o seu elemento é o fogo, você não será muito feliz se morar num prédio pintado de azul (pois a água apaga o fogo). Por outro lado, você se sentirá muito bem morando nesse prédio, caso seu elemento seja a madeira (a água nutre a madeira). De forma parecida, um prédio amarelo beneficiará pessoas que pertençam ao elemento fogo (pois o fogo cria a terra), mas será prejudicial para pessoas do elemento madeira (pois a madeira enfraquece a terra).

Procure ter certeza de que o edifício que você está avaliando não é afetado por nenhum shar. É preciso levar em consideração o feng shui do prédio todo, antes de começar a analisar o apartamento em si. Se o prédio não tiver uma entrada principal, ou se você não precisar passar por ela para chegar ao seu apartamento, será preciso avaliar a entrada principal do próprio apartamento para ter certeza de que ela não é afetada por shars.

Uma entrada de carros sinuosa que leve à entrada principal é algo bom, da perspectiva do feng shui. Convém que essa entrada de carros seja bem iluminada e que tenha a mesma largura em toda extensão. Uma entrada de carros em linha reta pode se revelar um shar e por isso é preferível evitá-la.

Água em frente à entrada principal é algo extremamente favorável, principalmente se for de fonte natural. A visão de um rio, de um lago ou de uma enseada é algo que traz muita sorte. No entanto, uma piscina, um laguinho ou um chafariz em frente à entrada principal também podem trazer os mesmos benefícios, pois são coisas que atraem ch'i positivo e trazem sorte e prosperidade para os moradores do prédio. É melhor que a piscina seja redonda ou oval; piscinas quadradas ou oblongas criam shars. Uma piscina reniforme dá a impressão de que está envolvendo o prédio e protegendo-o. A piscina também deve ter um tamanho proporcional ao do prédio. E é importante que a água esteja sempre limpa. No entanto, é bom que a água flua em frente à entrada principal do prédio, e não para baixo dele, pois isso pode indicar oportunidades financeiras que não podem ser aproveitadas.

Observe a vegetação em volta do edifício. Plantas e árvores com aspecto saudável indicam abundância de ch'i positivo. Flores de cores vibrantes além de atrair ch'i também o estimulam no ambiente à sua volta, beneficiando todas as pessoas que moram no prédio. Um espaço aberto em frente ao edifício é algo extremamente favorável, pois propicia o acúmulo de ch'i, beneficiando os moradores.

É provável que o prédio de apartamentos tenha um estacionamento para moradores. É melhor que essa área reservada aos carros seja fora do prédio, em vez de fazer parte da construção. Estacionamentos subterrâneos também são satisfatórios, ao passo que estacionamentos no piso térreo são considerados negativos do ponto de vista do feng shui. Isso porque o movimento constante de carros gera um sentimento de insegurança nos moradores dos andares mais baixos.

A seguir, analise o saguão do prédio. Ele precisa ser espaçoso e ter um ar convidativo. As portas da frente podem ser mais largas do que o normal, pois os blocos de apartamento em geral são mais largos do que a maioria das casas. Portas de aspecto sólido são consideradas melhores do que as de vidro, pois, simbolicamente, elas dão mais proteção.

Certifique-se de que não há nenhum shar apontando diretamente para a porta da frente. Se o prédio está localizado num entroncamento de ruas em forma de T, pode haver uma rua em linha reta que esteja convergindo diretamente para a entrada do edifício, criando um grande shar. Os shars também podem vir de prédios vizinhos ou mesmo de galhos de árvores que apontem diretamente para a porta. O shar que aponta para a porta da frente é considerado a forma mais grave de ch'i negativo, por isso é preciso tomar providências para eliminá-lo.

Procure saber se o prédio tem uma porta nos fundos. Um prédio que não tenha porta nos fundos não é considerado auspicioso do ponto de vista do feng shui (e também é perigoso de qualquer ponto de vista).

Os elevadores, as escadas e os corredores devem ser todos bem iluminados e de tamanho razoável. Escadas e corredores estreitos restringem o fluxo do ch'i; a má iluminação causa o mesmo efeito.

Não convém que as escadas fiquem bem na frente da entrada principal, pois isso confundiria a trajetória do ch'i que entra pela porta da frente. O ideal seria que houvesse uma porta que tirasse a visão da escada.

É importante que as portas dos apartamentos localizados em lados opostos de um corredor estejam alinhadas uma com as outras. Caso contrário, é bem provável que os moradores briguem entre si.

Corredores compridos com muitas portas causam o mesmo efeito. Um longo saguão também pode criar shars internos.

Examine o percurso que você terá de fazer do saguão do prédio até a porta do seu apartamento. Convém que as escadas e os elevadores sejam espaçosos e bem iluminados. As áreas de trânsito devem ser razoavelmente largas para que o ch'i flua livremente e os moradores possam passar sem esbarrar um no outro. Observe a qualidade dos carpetes, da pintura das paredes e das luminárias. Qualquer defeito cria um ch'i negativo. Se alugar esse apartamento, você fará esse mesmo percurso várias vezes por dia. Portanto, ele deve ser iluminado e alegre o bastante para estimular o ch'i e elevar seu estado de espírito.

Não convém que a porta do elevador esteja exatamente em frente à porta do seu apartamento. Isso porque acredita-se que os elevadores podem levar com eles os valores que você tem. Também é bom evitar um apartamento cuja porta da frente dê para uma escada usada só para descer, pois isso também poderá afetar negativamente a sua prosperidade. No entanto, quando a porta do apartamento está bem de frente de uma escada usada só para subir, é sinal de que a prosperidade dos moradores também vai fazer uma escalada ascendente (Figura 2C).

Finalmente, é preciso saber se a entrada principal do prédio está voltada para uma direção favorável. Isso você vai aprender no próximo capítulo.

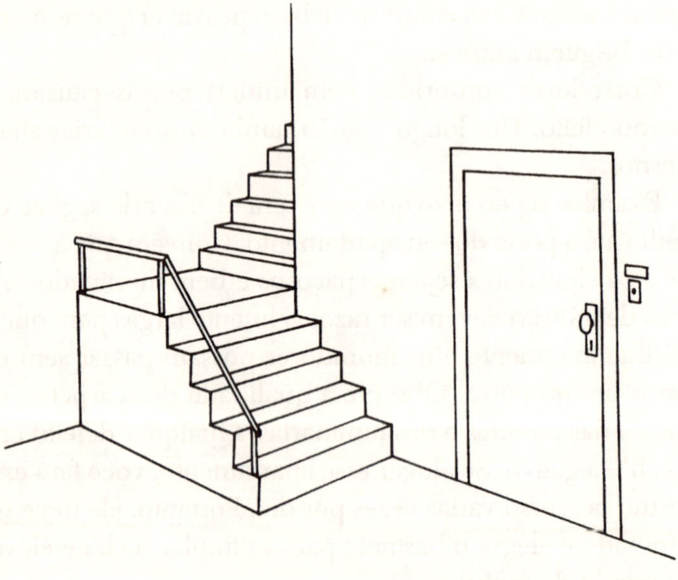

Figura 2C: Uma escada que sobe

Capítulo 3

As Direções que Mais Favorecem Você

Há aproximadamente 2.500 anos, os chineses inventaram a bússola. Até então, o feng shui tinha sido, em grande parte, uma arte fundamentada no estudo da geografia dos lugares. Com a invenção da bússola, os praticantes dessa arte puderam, pela primeira vez, personificar o feng shui. Consultava-se a bússola e depois de analisar o mapa astrológico da pessoa e descobrir seu elemento pessoal, determinava-se as direções mais favoráveis e as menos favoráveis para ela.

As bússolas do feng shui são conhecidas como luo-pans. *Luo* significa "reticulado" – ou seja, em forma de rede – e *pan* quer dizer "prato". "Prato reticulado" é uma boa descrição de luo-pan, pois ele de fato lembra uma teia de aranha.

O luo-pan geralmente tem um formato quadrado. Esse quadrado é dividido em quatro partes, por um fio vermelho. No centro fica a bússola, que é rodeada por um série de círculos contendo informações sobre as quatro direções. Meu luo-pan tem 13 círculos de informação, mas eu já vi alguns com apenas seis e outros com até 36 círculos. O primeiro círculo contém os oito trigramas do I Ching. O segundo traz os cinco elementos, mais oito dos Dez Ramos Sagrados, da Astrologia chinesa. Os oito círculos contêm informações que determinam as melhores datas para se construir uma casa ou outros tipos de imóveis, as posições mais favoráveis e desfavoráveis da construção, etc. Até recentemente, só era possível comprar bússolas feng shui feitas na China, mas hoje em dia pode-se encontrar também luo-pans com inscrições em inglês.[1]

A agulha do luo-pan sempre aponta para o sul. Isso porque os chineses sempre consideraram o sul uma direção favorável. Os ventos fortes e gélidos vêm do norte, mas o sol e o calor que propiciam a vida vêm do sul.

Existem oito trigramas no I Ching (Figura 3A). A combinação original desses trigramas é a Seqüência do Céu Anterior, que foi criada pelo primeiro imperador da China, Fu Hsi. A Seqüência do Céu Posterior foi criada em aproximadamente 1143 a.C., pelo duque de Wen, que posteriormente fundou a Dinastia Chou. A Seqüência do Céu Anterior retrata um universo perfeito. A seqüência criada pelo duque de Wen mostra uma combinação de trigramas mais prática, que retrata uma visão mais realista do mundo em que vivemos. Por isso, a Seqüência do Céu Posterior costuma ser a mais usada no feng shui.

Os trigramas trazem todas as combinações possíveis de três linhas inteiras e partidas. As linhas inteiras representam a energia yang, masculina. As linhas partidas representam a energia yin ou feminina.

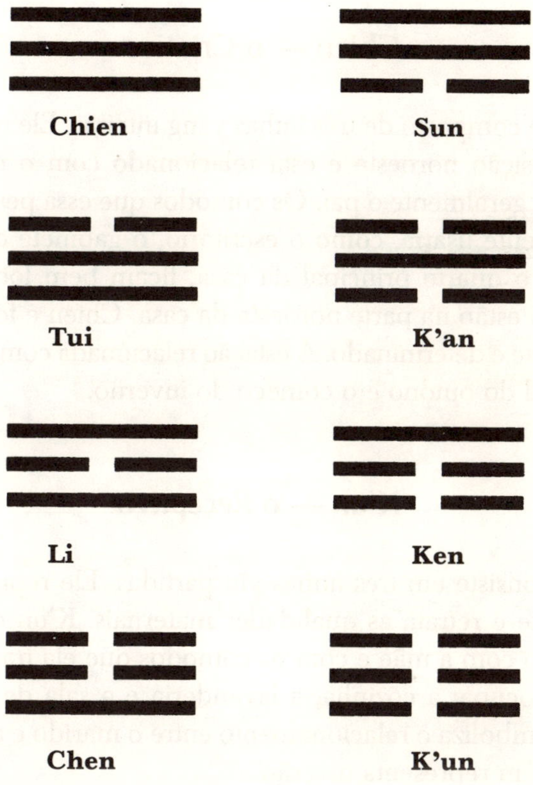

Figura 3 A: Os oito trigramas do I Ching

Os Oito Trigramas Pessoais

Chien — o Criativo

Chien é composto de três linhas yang inteiras. Ele representa a posição noroeste e está relacionado com o chefe da família, geralmente o pai. Os cômodos que essa pessoa provavelmente usaria, como o escritório, o gabinete de trabalho ou o quarto principal da casa, ficam bem localizados quando estão na parte noroeste da casa. Chien é forte, perseverante e determinado. A estação relacionada com o Chien é o final do outono e o começo do inverno.

K'un — o Receptivo

K'un consiste em três linhas yin partidas. Ele representa o sudoeste e retrata as qualidades maternais. K'un está relacionado com a mãe e com os cômodos que ela tradicionalmente ocupa: a cozinha, a lavanderia e a sala de costura. K'un simboliza o relacionamento entre o marido e a mulher e também representa o verão.

Chen — o Incitar

Chen é composto de duas linhas yin partidas sobre uma linha yang inteira. Ele representa o leste e o filho mais velho. Por isso, o dormitório desse filho deve ficar na parte leste da casa. Chen representa o começo da primavera e está relacionado com a determinação e com o imprevisto.

Sun — a Suavidade

Sun consiste numa linha yin partida sob duas linhas yang inteiras. Ele representa a posição sudeste e a filha mais velha. Portanto, convém que o quarto dessa filha fique na parte sudeste da casa. Sun representa o fim da primavera e está relacionado com o vigor físico, o intelecto e a força interior.

K'an — o Abismal

K'an é constituído de uma linha yang inteira entre duas linhas yin partidas. Ele está na posição norte e se relaciona com o filho do meio. A parte norte da casa, portanto, é o melhor lugar para o quarto desse filho. K'an representa o inverno e está ligado ao trabalho árduo e à ambição.

Li — o Aderir

Li consiste numa linha yin partida entre duas linhas yang inteiras. Ele está na posição sul e se relaciona com a filha do meio. Naturalmente, o quarto dela deve ficar na parte sul da casa. Li representa o começo do verão e está associado ao riso, à leveza, à cordialidade e ao sucesso.

Ken — a Quietude

Ken é formado de duas linhas yin partidas abaixo de uma linha yang inteira. Ele representa a direção nordeste e o filho mais novo. A parte nordeste da casa é, portanto, a melhor posição para o quarto desse filho. Ken representa o fim do inverno e a estabilidade, a introspecção e a consolidação.

Tui — a Alegria

Tui consiste de duas linhas yang inteiras sob uma linha yin partida. Ele representa a posição oeste e está relacionado com a filha mais nova. Convém, então, que o quarto dela fique na ala oeste da casa. Tui representa o outono e está ligado à felicidade, ao prazer e à satisfação.

Toda casa ou apartamento pode ser relacionado a um trigrama. Existe também um trigrama relacionado ao ano do seu nascimento. Você será muito mais feliz se morar num apartamento que se relacione de forma positiva com o seu trigrama pessoal.

Existe uma fórmula bem simples para descobrir qual trigrama representa você. Essa fórmula só varia um pouco de acordo com o seu sexo.

Se você é um homem, subtraia de 100 os últimos dois dígitos do seu ano de nascimento, e então divida o resultado por nove. Despreze o resultado da conta. O que determina o seu trigrama é o resto da conta de divisão. Se não sobrou resto, isso indica que o seu trigrama é Li.

Por exemplo, um homem que tenha nascido em 1954 deve subtrair 54 de 100. O resultado, 46, dividido por nove dá 5 e o resto é 1. Portanto, ele é uma pessoa K'an.

Eis outro exemplo, agora com um homem nascido em 1964. Subtraindo 64 de 100, o resultado é 36, e 36 dividido por 9 dá 4. A conta é exata, não sobra resto. Portanto, ele é uma pessoa Li.

Se você é mulher, comece subtraindo 4 dos dois últimos dígitos do seu ano de nascimento e, então, divida o resultado por 9. Também neste caso, ignore o resultado da conta de dividir, mas veja quanto restou para saber qual é o seu trigrama.

Eis um exemplo de uma mulher que nasceu em 1973. Subtraímos 4 de 73, o que dá 69. Dividimos então 69 por 9. O resultado é 7 e o resto é 6.

Aqui está outro exemplo, de uma mulher que nasceu em 1950. Subtraímos 4 de 50, o que dá 46. Esse resultado dividido por 9 dá 5, com um resto de 1.

Se o resto é um, você é uma pessoa K'an.
Se o resto é dois, você é uma pessoa K'un.
Se o resto é três, você é uma pessoa Chen.
Se o resto é quatro, você é uma pessoa Sun.
Se o resto é cinco, você é uma pessoa K'un, caso trate-se de um homem, ou uma pessoa Ken, caso seja uma mulher.
Se o resto é seis, você é uma pessoa Chien.
Se o resto é sete, você é uma pessoa Tui.
Se o resto é oito, você é uma pessoa Ken.
Se não houver resto, você é uma pessoa Li.

Para a sua conveniência, o Apêndice 2, no final deste livro, traz um quadro de trigramas pessoais de acordo com cada ano de nascimento.

O trigrama do seu apartamento depende da direção para a qual a parte de trás da construção está voltada. No feng shui, essa é a direção em que estão os fundos da casa. Por isso, uma casa K'an é voltada para o sul, e a sua parte de trás está no norte. As figuras 3B e 3C mostram as direções que correspondem a cada trigrama.

Os oito trigramas estão divididos em dois grupos. As Quatro Casas do Leste, que se constituem dos trigramas Li, K'an, Chen e Sun, e as Quatro Casas do Oeste, que se compõem dos trigramas Chien, K'un, Ken e Tui. As direções favoráveis das Quatro Casas do Leste são norte, sul, leste e sudeste. As melhores direções das Quatro Casas do Oeste são oeste, noroeste, sudoeste e nordeste.

Símbolo	Nome da Casa	Fundos	Frente
☲	Li	S	N
☵	K'an	N	S
☳	Chen	L	O
☴	Sun	SE	NO

Figura 3B: As direções das Quatro Casas do Leste

As Quatro Casas do Leste

Li, K'an, Chen e Sun pertencem todos aos elementos água, madeira e fogo. Essa é uma excelente combinação, pois a água produz a madeira e a madeira produz o fogo.

Isso também significa que os apartamentos que pertencem às Quatro Casas do Leste podem ser beneficiados se tiverem objetos relacionados a esses três elementos. Por isso, aquários, pequenas fontes, vasos de plantas, flores frescas e iluminação abundante melhorarão o feng shui dos apartamentos que pertencerem a esse grupo.

As Quatro Casas do Oeste

Chien, K'un, Ken e Tui pertencem aos elementos metal e terra. Essa também é uma combinação harmoniosa, pois o metal é produzido pela terra. No entanto, como os diferentes elementos não se harmonizam facilmente, as Quatro Casas do Oeste estão em conflito com as Quatro Casas do Leste.

O feng shui dos apartamentos que pertencem às Quatro Casas do Oeste ficam mais harmoniosos quando decorados com sinos tibetanos, ornamentos de metal, cristais, vasos e objetos de cerâmica.

Talvez você ache difícil determinar o trigrama do seu prédio, caso ele tenha um formato irregular. Se esse for o seu caso, use uma bússola na porta dos fundos do prédio para descobrir sua localização.

Você viverá melhor num prédio que pertença ao mesmo grupo que você. Se você é uma pessoa Li, por exemplo, você viverá mais feliz num prédio que seja Li, K'an, Chen

Símbolo	Nome da Casa	Fundos	Frente
	Chien	NO	SE
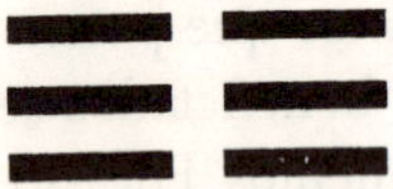	K'un	SO	NE
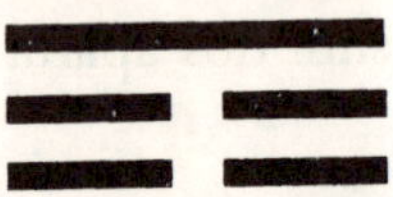	Ken	NE	SO
	Tui	O	L

Figura 3C: As direções das Quatro Casas do Oeste

ou Sun, pois esses trigramas pertencem ao mesmo grupo que você. Naturalmente, o ideal é que você more num prédio que tenha o mesmo trigrama que você. Por isso, uma pessoa Chien viveria melhor se morasse num prédio Chien, mas também teria uma vida satisfatória se morasse num prédio K'un, Ken ou Tui (que também pertencem ao grupo das Quatro Casas do Oeste).

Convém que o seu apartamento também pertença ao mesmo grupo que você. Você pode descobrir qual é o trigrama dele, usando uma bússola na porta da frente.

Seria uma situação extremamente favorável caso o seu trigrama pessoal, o trigrama do prédio em que você mora e o do seu apartamento pertencessem ao mesmo grupo, como, por exemplo, se o seu trigrama pessoal fosse Ken, o trigrama do seu prédio fosse K'un e o do seu apartamento fosse Tui. Todos esses trigramas pertencem ao grupo das Quatro Casas do Oeste e, por isso, harmonizam-se entre e si e apóiam um ao outro.

Os trigramas também são usados dentro do apartamento. É isso que veremos no Capítulo 4.

Capítulo 4

O Interior do Apartamento

Quando se mora num apartamento, o feng shui de interiores é mais importante do que o feng shui das áreas externas. Isso porque, nesse último caso, os moradores não podem fazer muitas modificações nas dependências do prédio ou na sua parte externa, mas eles têm autonomia para fazer o que quiserem dentro do apartamento.

Do ponto de vista do feng shui, quanto mais ch'i entrar no apartamento e fluir livremente pelos cômodos, melhor. A maior parte dessa energia entra pela porta da frente; por isso, convém que a entrada principal da sua residência esteja sempre bem iluminada e tenha uma aparência convidativa, para estimular a entrada do ch'i. O ideal seria que, da porta da frente, você tivesse uma visão parcial do interior do apartamento, que deve parecer aconchegante e espaçoso.

Se a porta da frente abrir para uma sala ampla, é melhor que você use um biombo para cobrir parte do cômodo e criar um espaço à parte, mais reservado, que sirva como *hall* de entrada.

A porta da frente sempre deve abrir para o lado de dentro. Caso contrário, a porta confundiria o ch'i, restringindo o fluxo da energia. O interior do apartamento precisa parecer espaçoso. O fluxo do ch'i fica restrito e se reduz quando a porta principal dá para um saguão exíguo ou fica de frente para uma parede. Nesses casos, a solução é pendurar um espelho grande nessa parede, para dar a impressão de que a entrada do apartamento tem o dobro do tamanho real.

A porta da frente nunca deve ficar de frente para a porta do banheiro ou do lavabo. Os banheiros dão origem a ch'i negativo e nunca devem ficar na frente da entrada da casa ou de um cômodo importante. Se no seu apartamento acontece justamente isso, mantenha a porta do banheiro sempre fechada e pendure um espelho do lado de fora da porta para fazê-lo desaparecer, simbolicamente. Se você tiver dois vasos sanitários no mesmo banheiro, evite usar o que fica de frente para a porta.

Não convém que a porta da frente fique exatamente em frente a uma janela, pois a maior parte do ch'i que entra pela porta da frente sairia direto pela janela. Para evitar que isso aconteça, use um biombo para criar um obstáculo entre a janela e a porta da frente.

O ch'i também pode entrar pela janela, mas a maior parte dele vem mesmo pela porta da frente. As janelas devem ser grandes o suficiente para estimular a entrada do ch'i, embora não largas demais, a ponto de afetar a porta da frente. O ideal seria que houvesse, no máximo, três janelas para cada porta do apartamento (com exceção dos apartamentos de um só cômodo, que só têm duas portas. Nesse caso, deve haver, no máximo, sete janelas para cada porta).

Entre no apartamento pela porta da frente e pare na entrada. Olhe para os cantos do cômodo que estão no seu ângulo de visão e observe o que está mais distante de você. Esse é o Canto da Casualidade. Coloque ali algo que represente ou seu elemento pessoal ou o elemento que o precede, conforme o Ciclo da Criação.

Dentro do apartamento, é preciso fazer com que o ch'i flua livremente pelos cômodos. Não convém que ele se mova rápido demais, numa linha reta, nem que flua muito rapidamente pela casa, sem espalhar seus efeitos benéficos por onde passa. Um corredor composto de três portas consecutivas, numa linha reta, é a pior composição arquitetônica que você pode encontrar, principalmente se duas delas forem justamente a porta da frente e a porta dos fundos do apartamento. Felizmente, o feng shui oferece algumas soluções para esse problema. Você poderia manter fechada, sempre que possível, a porta que fica entre a dos fundos e a da frente. Poderia usar um biombo para ocultar a abertura da última porta. Também poderia pendurar um sino tibetano ou um cristal em frente às portas, para que o fluxo do ch'i passe por eles. Uma última solução seria pendurar dois ou três espelhos em cada lado desse corredor. O ch'i fluiria de um espelho a outro num ritmo mais lento, oscilando para baixo e para cima ao longo do corredor, em vez de ganhar velocidade ao cruzá-lo.

Evite deixar a casa em desordem. Isso desacelera e reduz o fluxo do ch'i, fazendo com que ele fique estagnado e perca seus efeitos benéficos. O ch'i também fica estagnado em áreas escuras e que não são usadas. Mantenha o apartamento sempre bem iluminado. Deixe que a luz do sol e o ar fresco invadam os cômodos, incluindo o quarto de hóspedes, que não é usado regularmente.

Procure identificar eventuais shars internos que possam existir no apartamento. Por exemplo, móveis com cantos e beiradas pontiagudas, pilares quadrados ou vigas aparentes no teto. Para neutralizar os efeitos desses shars, basta mudar os móveis de lugar. Vasos de plantas ou espelhos podem ser usados para disfarçar um pilar, e duas flautas de bambu podem ser penduradas na viga para eliminar seus efeitos negativos.

Procure não passar muito tempo sentado sob vigas aparentes, nem trabalhar exatamente em baixo delas, e não se esqueça de dispor os móveis de uma forma que as visitas não sejam obrigadas a se sentar sob as vigas.

Do ponto de vista do feng shui, os apartamentos de um só andar ou sem desníveis são melhores do que os de vários níveis ou os duplex. Nos dois últimos casos, não convém que a escada fique em frente à porta principal. Isso porque o ch'i pode ficar confuso ao entrar no apartamento, sem saber que caminho tomar. Também é possível que, ao chegar em casa, os moradores cujo quarto fique no andar de cima sejam impelidos a ir direto para lá, em vez de ficar algum tempo na companhia dos demais moradores.

Caso você more num apartamento em que os cômodos estejam dispostos em vários níveis diferentes, certifique-se de que a cozinha e a sala de jantar ficam num nível mais alto do que a sala de estar. Caso contrário, quando forem embora, as visitas levarão com elas todo o ch'i positivo da sua casa.

Todos os cômodos devem ter tamanhos parecidos. Nenhum deles pode parecer muito maior do que os outros. O ideal seria que eles fossem todos quadrados ou retangulares. Salas em L dão a impressão de que alguma coisa está faltando. O ângulo que cria essa ilusão também dá origem a um shar. A solução seria pendurar um espelho em cada lado do shar para eliminá-lo simbolicamente.

A sala de estar deve ficar próxima à entrada principal, enquanto a cozinha e os quartos devem ficar um pouco mais distantes. Isso proporciona paz, harmonia e segurança. Os moradores podem dormir tranqüilos à noite, longe do barulho que vem de fora. As portas dos banheiros e dos quartos não devem ficar à vista de quem entra pela porta da frente.

Não convém que a cozinha e os banheiros fiquem na parte central do apartamento. Essa parte central é onde fica a "sorte" dos moradores; portanto, ali deve ficar um cômodo que todos possam usar. Essa é uma posição perfeita para a sala de estar ou de TV.

No próximo capítulo, veremos qual é o melhor lugar para cada cômodo do apartamento, de acordo com o trigrama pessoal dos moradores.

Capítulo 5

Locais Favoráveis e Desfavoráveis

Todo apartamento tem quatro locais favoráveis e quatro desfavoráveis, determinados pelo trigrama pessoal dos moradores. Esses locais foram definidos de acordo com as inscrições do quadrado mágico, encontrado no casco da tartaruga de Fu, milhares de anos atrás, e são determinados pelo nosso trigrama pessoal.

Locais Favoráveis

Apogeu

O local do Apogeu, excelente, é o mesmo da direção para qual a casa ou o apartamento está voltado. No Oriente, ele costuma ser chamado de **Fu Wei**, que significa "vida boa". Esse é o local perfeito para quartos e portas.

Saúde

O local da Saúde, que também é bom, está relacionado com a saúde, como diz o nome, com a vitalidade e com os amigos. Ele costuma ser chamado de **T'ien Yi**, que significa "médico do céu", pois quando esse local é ativado, é possível curar até mesmo doenças antigas, para as quais nenhum médico conseguiu a cura.[1] Esse local é excelente para a sala de jantar e para o quarto principal da casa. Caso haja algum morador adoentado, pode-se estimular esse local usando móbiles de cristais e sinos tibetanos.

Longevidade

O local da Longevidade está relacionado com a paz, a harmonia e a saúde perfeita. Esse local também representa uma parte importante da casa, pois propicia um relacionamento harmonioso entre os membros da família. É um local excelente para os quartos dos moradores de mais idade. Caso a família esteja com problemas de relacionamento, as qualidades desse local também podem ser estimuladas com cristais e espelhos. Isso ajudará a amenizar os conflitos e também a resolver problemas conjugais.

Prosperidade

Muitos praticantes de feng shui consideram o local da Prosperidade o lugar mais auspicioso da casa. Ele está relacionado com o progresso futuro, com o sucesso financeiro, a vitalidade e as boas oportunidades. É um bom local para a porta da frente, para a porta da cozinha, para o quarto principal da casa, para o escritório e para qualquer outro cômodo em que sejam resolvidas as questões financeiras dos moradores.

Esse é, no entanto, o pior lugar para o banheiro e para o lavabo, pois a água usada nesses recintos representa as oportunidades financeiras que estão literalmente "escoando pelo ralo". O local da Prosperidade é perfeito para se colocar a escrivaninha onde as contas da família são calculadas. Esse local sempre deve estar bem iluminado e enfeitado com cristais e objetos relacionados com o elemento pessoal do dono da casa, pois acredita-se que ele atrairá muitas riquezas se for usado regularmente.

No Oriente, muitas pessoas costumam posicionar a cabeceira da cama na direção do local da Prosperidade, além de também viajar para trabalhar na região correspondente ao local da Prosperidade.

Locais Desfavoráveis

Morte

Este local também é chamado de **Chueh Ming**, que significa "catástrofe total". Isso porque o local da Morte está relacionado com acidentes, doenças e outros infortúnios. Não é de surpreender que ele seja considerado o pior local da casa. Acredita-se que, se a porta da frente estiver voltada para essa direção, você e a sua família não terão boa saúde, além de correrem o risco de perder dinheiro e ficar com má reputação. Todos os locais negativos são lugares perfeitos para o banheiro, pois assim o ch'i negativo pode ir embora simbolicamente, ao se dar a descarga do vaso sanitário.

Desastre

O local do Desastre é muito conhecido pelo nome **Ho Hai,** que quer dizer "acidentes e perigo". No entanto, em geral ele não está relacionado com grandes desastres, mas com atrasos, frustrações e pequenas perdas. A cabeceira da sua cama nunca deve estar voltada para essa direção, pois isso pode fazer com que você sofra pequenos contratempos freqüentemente. O local do Desastre é ideal para a dispensa, para a copa e para o banheiro ou lavabo.

Seis Shars

O local dos Seis Shars é também conhecido como **Lui Shar**, ou seja, "seis mortes". Ele está relacionado com adiamentos, escândalos e perdas. Também está ligado a problemas legais e de saúde. Trata-se de um lugar conveniente para a cozinha e para o banheiro ou lavabo.

Cinco Fantasmas

O local dos Cinco Fantasmas está relacionado com o fogo, com furtos e com dificuldades financeiras. Acredita-se que o morador da casa pode ser vítima de incêndios ou alvo de furtos, caso a porta da frente esteja voltada para essa direção. Assim como o local de Desastres, esse local é perfeito para despensas ou banheiros e lavabos.

Todos esses locais são determinados pelo trigrama do apartamento. A lista a seguir descreve os locais favoráveis e desfavoráveis correspondentes a cada trigrama.

A Casa Chien

A casa Chien está localizada no noroeste.
O local do Apogeu está na parte noroeste da casa.
O local da Saúde está na parte nordeste da casa.
O local da Longevidade está na parte sudoeste da casa.
O local da Prosperidade está na parte oeste da casa.
O local da Morte está na parte sul da casa.
O local do Desastre está na parte sudeste da casa.
O local dos Seis Shars está na parte norte da casa.
O local dos Cinco Fantasmas está na parte leste da casa.

A Casa K'un

A casa K'un está localizada no sudoeste.
O local do Apogeu está na parte sudoeste da casa.
O local da Saúde está na parte oeste da casa.
O local da Longevidade está na parte noroeste da casa.
O local da Prosperidade está na parte nordeste da casa.
O local da Morte está na parte norte da casa.
O local do Desastre está na parte leste da casa.
O local dos Seis Shars está na parte sul da casa.
O local dos Cinco Fantasmas está na parte sudeste da casa.

A Casa Ken

A casa Ken está localizada no nordeste.
O local do Apogeu está na parte nordeste da casa.
O local da Saúde está na parte noroeste da casa.

O local da Longevidade está na parte oeste da casa.
O local da Prosperidade está na parte sudoeste da casa.
O local da Morte está na parte sudeste da casa.
O local do Desastre está na parte sul da casa.
O local dos Seis Shars está na parte leste da casa.
O local dos Cinco Fantasmas está na parte norte da casa.

A Casa Tui

A casa Tui está localizada no oeste.
O local do Apogeu está na parte oeste da casa.
O local da Saúde está na parte sudoeste da casa.
O local da Longevidade está na parte nordeste da casa.
O local da Prosperidade está na parte noroeste da casa.
O local da Morte está na parte leste da casa.
O local do Desastre está na parte norte da casa.
O local dos Seis Shars está na parte sudeste da casa.
O local dos Cinco Fantasmas está na parte sul da casa.

A Casa Li

A casa Li está localizada no sul.
O local do Apogeu está na parte sul da casa.
O local da Saúde está na parte sudeste da casa.
O local da Longevidade está na parte norte da casa.
O local da Prosperidade está na parte leste da casa.
O local da Morte está na parte noroeste da casa.
O local do Desastre está na parte nordeste da casa.
O local dos Seis Shars está na parte sudoeste da casa.
O local dos Cinco Fantasmas está na parte oeste da casa.

A Casa K'an

A casa K'an está localizada no norte.
O local do Apogeu está na parte norte da casa.
O local da Saúde está na parte leste da casa.
O local da Longevidade está na parte sul da casa.
O local da Prosperidade está na parte sudeste da casa.
O local da Morte está na parte sudoeste da casa.
O local do Desastre está na parte oeste da casa.
O local dos Seis Shars está na parte noroeste da casa.
O local dos Cinco Fantasmas está na parte nordeste da casa.

A Casa Chen

A casa Chen está localizada no leste.
O local do Apogeu está na parte leste da casa.
O local da Saúde está na parte norte da casa.
O local da Longevidade está na parte sudeste da casa.
O local da Prosperidade está na parte sul da casa.
O local da Morte está na parte oeste da casa.
O local do Desastre está na parte sudoeste da casa.
O local dos Seis Shars está na parte nordeste da casa.
O local dos Cinco Fantasmas está na parte noroeste da casa.

A Casa Sun

A casa Sun está localizada no sudeste.
O local do Apogeu está na parte sudeste da casa.
O local da Saúde está na parte sul da casa.

O local da Longevidade está na parte leste da casa.
O local da Prosperidade está na parte norte da casa.
O local da Morte está na parte nordeste da casa.
O local do Desastre está na parte noroeste da casa.
O local dos Seis Shars está na parte oeste da casa.
O local dos Cinco Fantasmas está na parte sudoeste da casa.

Esses locais também podem ser usados como direções, sempre que você estiver fazendo algo importante. Por exemplo, se você é Chen, procure voltar-se para o leste, para o norte ou para o sudeste, quando estiver tomando uma decisão importante. (Chen pertence às Quatro Casas do Leste e essas direções são as melhores para todos os membros desse grupo, independentemente do trigrama pessoal de cada morador da casa.) No Oriente, as pessoas que gostam de jogos de azar preferem ficar de frente para a direção da Prosperidade, quando estão jogando. Elas acreditam que dessa forma atrairão mais sorte. A direção da Prosperidade é determinada pelo trigrama individual, e não pelo grupo de casas.

Como Determinar os Locais Favoráveis e Desfavoráveis do seu Apartamento

Para determinar os locais favoráveis e desfavoráveis do seu apartamento, basta sobrepor um quadrado mágico dividido em nove partes, sobre a planta baixa do imóvel. É claro que será mais fácil se este também tiver um formato quadrado ou retangular, em vez de ter a forma de L, de T ou de U. Em alguns casos é melhor dividir o apartamento em seções menores e colocar o triângulo mágico sobre cada uma delas. Na verdade, se quiser, você até pode fazer esse exercício num cômodo de cada vez. É comum avaliar dessa forma os dormitórios para saber qual é a melhor posição para a cama.

Sul

	Sun	**Li**	**K'un**	
Leste	**Chen**		**Tui**	**Oeste**
	Ken	**K'an**	**Chien**	

Norte

Figura 5A: Seqüência do Céu Posterior

O quadrado mágico é constituído de oito trigramas, em posições predeterminadas. A Figura 5A mostra a posição correta de cada trigrama, de acordo com a Seqüência do Céu Posterior. A Figura 5B mostra a disposição do quadrado mágico, quando se trata de um apartamento Chen.

Leste

Norte | Sul

Ken Seis Shars	Chen Apogeu	Sun Longevidade
K'an Saúde		Li Prosperidade
Chien Cinco Fantasmas	Tui Morte	K'un Desastre

Oeste

Figura 5B: O Quadrado Mágico para um apartamento Chen

Na Figura 5C, colocamos o quadrado mágico sobre a planta do apartamento.

Agora podemos interpretar a planta do apartamento. Um apartamento Chen fica situado no leste e voltado para o oeste. A porta da frente fica no local do Desastre, ou seja, na parte sudoeste da casa. No entanto, a porta se abre para o oeste. Como a entrada principal fica no local do Desastre, os moradores terão mais contratempos e problemas do que o normal. A porta da frente abre diretamente para a grande sala de estar. Isso proporciona uma visão ampla do interior do apartamento, mas acaba com a privacidade dos morado-

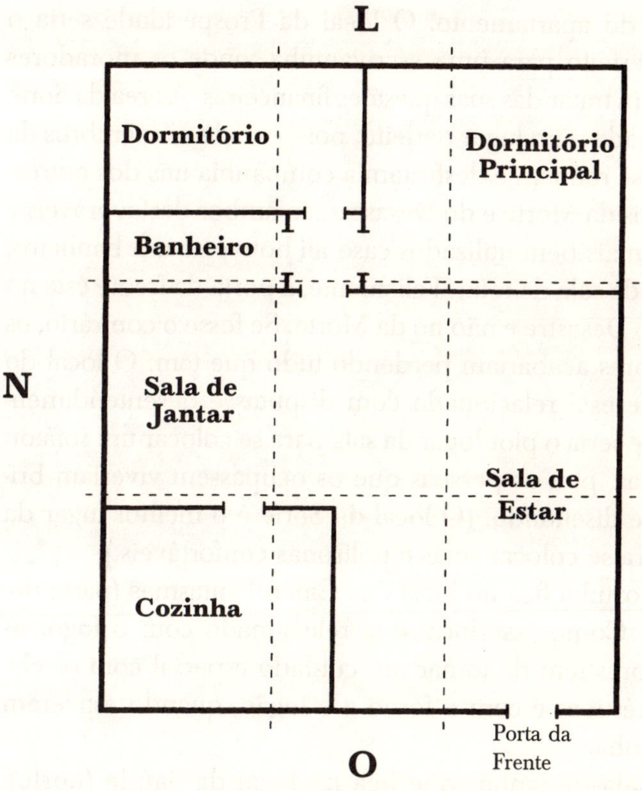

Figura 5C: Quadrado Mágico sobreposto à planta baixa de um apartamento

res, que não têm como escapar de visitas inesperadas. Um biombo perto da porta da frente ainda permitiria uma boa visão da sala e preservaria a privacidade dos moradores.

A sala de estar abrange as áreas da Morte (oeste), do Desastre (sudoeste), da Prosperidade (sul) e da Sorte (no centro) do apartamento. O local da Prosperidade seria o lugar perfeito para uma escrivaninha, onde os moradores poderiam tratar das suas questões financeiras. A área da Sorte está situada num lugar perfeito, pois é onde os membros da família se reúnem e desfrutam a companhia uns dos outros. Os locais da Morte e do Desastre são ambos desfavoráveis e seriam mais bem utilizados caso ali houvesse um banheiro, em vez da sala de estar. Felizmente, a porta da frente está no local do Desastre e não no da Morte. Se fosse o contrário, os moradores acabariam perdendo tudo que têm. O local do Desastre está relacionado com disputas e desentendimentos. Esse seria o pior lugar da sala para se colocar um sofá ou poltronas, pois as pessoas que os ocupassem viveriam brigando e discutindo. (O local da Sorte é o melhor lugar da sala para se colocar sofás e poltronas confortáveis.)

A cozinha fica no local dos Cinco Fantasmas (parte noroeste). Como esse local está relacionado com o fogo, os moradores têm de tomar um cuidado especial com os eletrodomésticos e com o forno e o fogão, quando estiverem na cozinha.

A sala de jantar, que fica no local da Saúde (norte), fica no mesmo ambiente da sala de estar. Esse é um lugar excelente para ela, pois aqueles que a usarem passarão bons momentos na companhia uns dos outros e terão uma saúde invejável.

O quarto principal está no local da Longevidade (sudeste). Esse é um lugar extremamente favorável, pois propiciará aos seus ocupantes paz, harmonia e vida longa. Ele está a uma boa distância da porta da frente, o que também é muito bom do ponto de vista do feng shui.

No local do Apogeu (leste) ficam um terço do dormitório principal, uma parte do segundo dormitório e um pequeno *hall*. Esse é um bom lugar para as camas e para as portas. Se possível, os moradores devem colocar as camas na parte dos quartos que fica no local do Apogeu. No *hall* há três portas, o que também é muito bom. No entanto, a porta do dormitório principal fica bem na frente da porta do banheiro. Essa posição das portas não é favorável, pois o ch'i negativo poderia fluir diretamente para o quarto do casal. A solução seria manter a porta do banheiro sempre fechada.

O local dos Seis Shars (nordeste) contém dois terços do segundo dormitório e o banheiro. Esse é o local perfeito para banheiros, mas é péssimo para dormitórios. É bem provável que os ocupantes desse quarto vivam adiando suas decisões e se envolvendo em escândalos. Como, felizmente, um terço do quarto fica no local do Apogeu, os moradores poderiam remediar essa situação, dormindo com a cabeça na parte do quarto que fica nesse local favorável.

As Aspirações do Ba-Guá

Uma outra maneira de avaliar os apartamentos é conhecida como **Aspirações do Ba-guá**. Esse método, bastante popular em Hong Kong, onde a maioria da população mora em apartamentos, é um tanto controvertido, pois, embora faça parte da Escola da Bússola do feng shui, ele não usa esse instrumento.

O mesmo quadrado mágico dividido em nove partes é sobreposto à planta do apartamento, assim como no método dos Oito Locais. No entanto, como a bússola não é usada, a borda de baixo do quadrado mágico é sempre alinhada com a porta da frente ou com a entrada principal do apartamento.

Existem nove áreas do apartamento que devem ser examinadas (Figura 5D).

Abundância	**Sucesso**	**Casamento**
Família		**Filhos**
Conhecimento	**Carreira**	**Mentores**

A entrada principal do apartamento deve ficar sempre sobre esta borda do quadrado.

Figura 5D: As Aspirações do Ba-guá

Abundância

A área da Abundância fica no canto esquerdo mais distante do apartamento com relação à porta da frente. Essa área está relacionada ao dinheiro, às riquezas e à prosperidade. Se quer conseguir tudo isso, você precisa ativar a área do seu apartamento referente à abundância. Aumente a iluminação nesse local para atrair ch'i positivo. Os cristais também estimulam o ch'i do apartamento e o refletem para todas as direções. Coloque também um objeto metálico nessa parte da casa, pois o metal está ligado ao dinheiro. Um aquário também traria benefícios, porque, no feng shui, a água também está relacionada ao dinheiro e os peixes, ao sucesso e às realizações. Mas não coloque um aquário na sua casa caso você pertença ao elemento fogo, pois a água apaga o fogo. Em vez disso, decore o local com ornamentos que tenham a figura de um peixe vermelho, para simbolizar o elemento fogo e atuar como uma afirmação silenciosa do que você quer. Coloque também nessa parte do apartamento algo que esteja relacionado com o elemento que precede o seu, no Ciclo Criativo dos Elementos. Finalmente, você também precisará colocar nessa área algo que esteja relacionado com o seu elemento pessoal. Todos esses objetos ajudarão a ativar a área da Abundância da sua casa.

Sucesso

A área do Sucesso fica no terço central do apartamento, junto à parede dos fundos, entre a área da Abundância e a do Casamento. O sucesso, nesse caso, significa melhora da posição social e boa reputação na comunidade. No entanto, você também pode ativar essa área, caso queira ficar famoso.

Essa área, assim como a da Abundância, também pode ser ativada aumentando-se a iluminação nesse local do apartamento. Também é bom pendurar cristais e colocar nesse local algo que esteja relacionado com o elemento pessoal do dono da casa. É igualmente uma boa idéia colocar ali um porta-retrato com uma foto sua. Esse é o local ideal para colocar qualquer certificado, prêmio ou troféu que você tiver ganhado.

Casamento

No mundo moderno, a área do Casamento não se refere só ao casamento, mas a todo relacionamento pessoal, mais íntimo. Se você está em busca de um relacionamento desse tipo ou quer melhorar o que já tem, convém ativar essa área da casa. Aumente a iluminação no local, para ativar o fluxo de ch'i. Use cristais e objetos atraentes que estejam relacionados com o seu elemento pessoal e com o elemento do seu parceiro, caso você tenha um. Uma fotografia de vocês dois juntos também beneficiará essa área. Se você está em busca de um relacionamento amoroso, convém ativar esse local com imagens de casais de mãos dadas, talvez caminhando por uma praia deserta. Qualquer coisa que você considere romântica pode ser colocada no setor do Casamento.

Família

A área da Família representa a família no sentido mais amplo da palavra. Ela representa as pessoas a quem você está mais ligado, além de representar também a saúde.

Quando ativa essa área, você torna os laços familiares mais fortes e também ameniza discussões e desentendimentos entre os familiares. É um local para colocar fotos da família ou qualquer outra coisa que o faça lembrar de amigos íntimos e entes queridos. Essa área também deve ser ativada, quando algum membro da família estiver com problemas de saúde.

Naturalmente, precisamos aumentar a iluminação nessa parte da casa para ativar a área da Família. Também precisamos dispor no local objetos que estejam relacionados com o elemento pessoal das pessoas que estamos tentando ajudar. No caso de haver pessoas doentes, convém colocar no local objetos referentes ao elemento que precede ao dessa pessoa, conforme o Ciclo da Criação.

Filhos

A área dos Filhos fica à direita da porta da frente, seguindo uma linha diagonal, entre a área do Casamento e a dos Mentores. Existem duas maneiras de ativá-la.

Se você está tendo problemas com os filhos, pode ativar essa área com objetos que estejam relacionados com o elemento que precede o elemento deles, de acordo com o Ciclo da Criação. Também é preciso, naturalmente, aumentar a iluminação no local.

Se você quer ter filhos, ilumine melhor o local e pendure ali um cristal, usando uma fita vermelha. Plantas jovens e saudáveis ou flores frescas também são boas soluções para ativar o local. Se preferir as flores, procure tirá-las do local logo que começarem a murchar, pois flores murchas atraem ch'i negativo. Você também pode optar por flores artificiais, mas evite as desidratadas. Isso porque, nesse caso, toda a água foi retirada da planta, o que não é algo favorável do ponto de vista do feng shui. Afinal de contas, feng shui significa "vento e água".

Conhecimento

A área do Conhecimento fica imediatamente à esquerda da porta da frente do apartamento. Esse local está relacionado com o aprendizado e, por isso, é excelente para escrivaninhas, escritórios ou salas de jogos. Qualquer tipo de trabalho que exija estímulo mental será realizado com mais eficácia nessa parte do apartamento.

Os efeitos benéficos dessa área serão estimulados da mesma maneira que todas as outras: melhorando a iluminação e pendurando cristais no local. Ela também pode ser ativada, caso se acrescente itens relacionados com algo que você queira aprender. Por exemplo, se está planejando aprender uma língua estrangeira, convém que você estude nesse local e guarde seus livros e dicionários ali, para ativar a região.

Carreira

A área da Carreira fica no meio da parede onde está a porta da frente. Se espera progredir na sua carreira ou, talvez, se dedicar a uma nova, você precisa ativar essa área. Luzes, cristais, sinos tibetanos e objetos que estão relacionados com seu elemento pessoal podem ser usados. Esse também é um bom lugar para colocar o telefone, uma escrivaninha ou qualquer equipamento de escritório, como computador, fax, papéis e arquivos.

Mentores

A área dos Mentores fica imediatamente à direita da porta da frente. Conforme um velho ditado, "quando o aluno está pronto, o mestre aparece". Se você acha que está pronto, mas o mestre ainda não apareceu, você pode acelerar o processo ativando essa parte do apartamento. Os mentores podem ajudá-lo, dar conselhos e um ombro em que se apoiar. Ativando essa área, fazemos com que essas pessoas se aproximem de nós e ofereçam a sua ajuda.

Essa área pode ser ativada da mesma maneira que as outras. No entanto, se você tem um mentor específico em mente e sabe o ano em que ele nasceu, você pode colocar nesse lugar algo que esteja relacionado com o elemento dessa pessoa.

A área dos Mentores também está ligada às viagens. Se você quer viajar, precisa ativar essa área com um cristal e com alguma coisa que esteja associada ao seu elemento pessoal. Também se pode pendurar no local fotos dos lugares que você quer visitar.

Centro da Sorte

A área central do apartamento é conhecida como área da Sorte ou Espiritual. Essa área deve ser muito bem iluminada para estimular a comunicação entre os moradores da casa e fazer com que passem mais tempo juntos. Esse é o melhor local do apartamento para se colocar um grande lustre de cristal, pois cada pedra refletirá o ch'i para todos os cantos da casa.

As Direções

As Aspirações do Ba-guá não se restringem às paredes do apartamento, mas se estendem indefinidamente. Por isso, se você está em busca de prosperidade, convém procurá-la na direção em que está a área da Abundância, no seu apartamento. Você pode encontrar alguém com quem começar um relacionamento da mesma maneira: procurando-a na região da cidade que fica na mesma direção da área do Casamento do seu apartamento.

Se quiser progredir na carreira, siga nessa direção todos os dias quando sair para trabalhar, mesmo que seu local de trabalho fique na direção oposta. Depois de seguir nessa direção por um ou dois quarteirões, você pode dar a volta e seguir na direção correta. Fazendo isso, você dá um impulso na sua vida profissional.

Podemos avaliar o apartamento da Figura 5C usando as Aspirações do Ba-guá.

O segundo dormitório e o banheiro estão na área da Abundância. Esse é o pior lugar possível para um banheiro, pois todas as riquezas dos moradores simbolicamente "entram pelo cano" quando a descarga é acionada. A solução para isso é manter a tampa do vaso sempre abaixada e a porta fechada sempre que possível. Se quiser, você pode pendurar um espelho do lado de fora da porta do banheiro para fazer com que ele desapareça, simbolicamente.

Os ocupantes do segundo dormitório podem ativar esse cômodo para progredir financeiramente.

A área do Sucesso abrange parte do banheiro. Se os moradores quiserem ter uma reputação melhor na comunidade em que vivem, convém que eles ativem essa parte da casa.

O dormitório principal está, em grande parte, dentro da área do Casamento. Esse é um lugar perfeito para ele, e os ocupantes provavelmente terão um relacionamento estável, duradouro e afetuoso. Eles também podem, naturalmente, ativar esse cômodo para melhorar ainda mais o relacionamento.

A sala de jantar fica na seção da Família. Esse é um bom lugar para ela, pois os membros da família passarão momentos agradáveis juntos, quando estiverem sentados ao redor da mesa de jantar.

O setor dos Filhos abrange um quarto da sala de estar. Como o apartamento não tem uma sala de TV, os filhos provavelmente passam boa parte do dia nesse cômodo. Essa parte da sala é o lugar ideal para eles brincarem.

A cozinha abrange praticamente toda a área do Conhecimento. Por isso os moradores gostarão de estudar na mesa da cozinha.

A área da Carreira fica quase que totalmente na sala de estar, embora também inclua uma parte da cozinha. Essa parte da sala é o lugar ideal para colocar prêmios e troféus ganhos pela família por algum trabalho prestado. A área da cozinha que corresponde à área da Carreira é o lugar perfeito para se colocar o telefone, o fax e qualquer outra coisa diretamente ligada à carreira dos moradores.

A área dos Mentores também fica na sala. Essa parte da sala é ideal para conversar com pessoas mais velhas e com mentores.

No exemplo que acabamos de dar, restringimo-nos às quatro paredes do apartamento. No entanto, como você sabe, as Aspirações se expandem infinitamente em todas as direções. Por essa razão, os moradores do apartamento que foi usado como exemplo devem procurar aumentar sua prosperidade na direção nordeste; o sucesso, no leste; relacionamentos, no sudeste, e assim por diante.

Avaliação de Cada um dos Cômodos

Podemos usar as Aspirações do Ba-guá para avaliar um cômodo em particular e até mesmo algo tão pequeno quanto uma escrivaninha. Nas minhas viagens para os confins do Oriente, vi muitas escrivaninhas com um pequeno prato de metal com algumas moedas sobre o canto do móvel correspondente à área da Abundância.

Vamos supor que coloquemos o quadrado mágico sobre a planta do quarto principal da Figura 5C. A borda inferior do quadrado é alinhada com a entrada principal do dormitório; portanto, a área da Abundância desse cômodo fica no canto sudeste.

Os apartamentos podem ter as mais variadas formas. Por isso, quando sobrepomos o quadrado mágico sobre a planta de muitos deles, temos a impressão de que falta um pedaço da construção. No entanto, isso não é necessariamente um aspecto desfavorável, como pode parecer à primeira vista, pois cada cômodo do apartamento contém todas as áreas do triângulo mágico. Se o seu apartamento tem a forma de L e parece que lhe falta a área da Abundância, por exemplo, você pode compensar essa falta ativando as áreas da Abundância dos vários cômodos do imóvel.

Os princípios do feng shui podem parecer bem complexos no começo. A melhor forma de aprendê-los é colocar o triângulo mágico sobre a planta do seu apartamento e comparar sua interpretação com a realidade. É provável que você descubra que a maior parte do apartamento já tem um ambiente favorável, pois intuitivamente tendemos a fazer as coisas certas. Por meio do feng shui, você pode fazer qualquer "sintonização" necessária para que o seu apartamento fique ainda melhor do ponto de vista dessa arte. Depois de ter feito isso, você estará no caminho certo para ter uma vida cheia de alegria, contentamento e prosperidade.

Capítulo 6

Os Cômodos do Apartamento

Os dois cômodos mais importantes do apartamento, do ponto de vista do feng shui, são a cozinha e o quarto do casal. Evidentemente, muitos apartamentos usam um único cômodo para muitos fins. Mesmo nos casos de apartamentos de um só cômodo, cada parte dele é usada para um determinado propósito, portanto, essas partes podem ser analisadas separadamente. No próximo capítulo falaremos em detalhes desse tipo de apartamento.

A Cozinha

Tradicionalmente, a cozinha sempre foi a parte mais importante da casa, pois é ali que fica o forno, considerado a sede das riquezas da família. A quantidade e a qualidade da comida preparada nesse cômodo também é fundamental. A quantidade é importante porque ela aumenta os sentimentos de abundância, e a qualidade também é porque beneficia a saúde da família. Por isso, convém que a geladeira e a dispensa fiquem sempre cheias. No Oriente, é uma questão de orgulho ter sempre um bom suprimento de comida em casa, para poder servir as visitas inesperadas.

O fogão (fogão a gás, elétrico ou o forno de microondas) deve ser colocado num lugar em que possa ser visto por todos que entram na cozinha. A pessoa que cozinha nunca deve ficar de costas para a porta, pois as pessoas que entram sem que ela veja podem assustá-la e, assim, afetar a qualidade da comida. Caso não seja possível colocar o fogão nessa posição, o remédio é pendurar um espelho acima ou ao lado dele. Dessa forma, quem está cozinhando pode ver quem entra na cozinha. Isso também faz com que, simbolicamente, a quantidade de comida que sai do forno dobre.

O fogão não deve ficar de frente para a porta principal do apartamento, para a porta do banheiro ou para a entrada do quarto do casal. Nos apartamentos de um só cômodo, ele não deve ficar voltado para a cama.

O fogão deve estar sempre limpo e funcionando perfeitamente. Qualquer coisa que não funcione bem provoca irritação e atrai ch'i negativo. Se tiver algo quebrado na cozinha, a sede das riquezas da família, isso causará problemas no local de trabalho dos moradores.

Os ralos e canos devem ficar escondidos tanto na cozinha quanto no banheiro. Isso porque a água simboliza o dinheiro e, do ponto de vista do feng shui, não é bom vê-la escoando pelo ralo.

Evidentemente, a cozinha deve ser muito bem iluminada, para estimular o fluxo do ch'i e beneficiar tanto os alimentos quanto as pessoas que os preparam.

A Sala de Jantar

A sala de jantar deve ficar perto da cozinha, mas o mais distante possível da porta da frente do apartamento. Isso porque acredita-se que, se os hóspedes puderem ver a porta da frente enquanto estão à mesa do jantar, eles irão embora logo depois da refeição. Um biombo pode ser a solução para esconder a porta, se necessário.

A sala de jantar precisa parecer espaçosa. É importante que as pessoas possam se levantar da mesa sem se sentirem constrangidas pelas paredes ou pela mobília. Você pode ter tanta mobília quanto quiser na sala de jantar, contanto que ela não restrinja os movimentos das pessoas sentadas à mesa.

Mesas redondas são consideradas as melhores, pois facilitam o diálogo entre os comensais. No entanto, tanto as mesas quadradas quanto as retangulares, as ovais e as octogonais (no formato do ba-guá) também podem ser usadas sem problema. Convém que as mesas quadradas e retangulares tenham cantos arredondados, para não haver possibilidade de surgir shars.

Os espelhos podem ser usados na sala de jantar por dois motivos. Eles fazem a sala parecer maior e mais espaçosa e também duplicam, simbolicamente, a quantidade de comida servida, inspirando nos comensais uma sensação de abundância e bem-estar.

A sala de jantar precisa ser bem iluminada para estimular o fluxo do ch'i. Não há nenhum problema em iluminar a sala com velas, contanto que ela tenha recebido bastante luz anteriormente para incentivar o fluxo do ch'i.

A sala de jantar deve ser espaçosa e aconchegante. Embora, naturalmente, isso seja uma vantagem para as visitas, os chineses têm uma outra razão, até mais importante, para isso. Eles acreditam que uma sala de jantar pequena e apertada faz com que a situação econômica dos moradores também seja precária. Por isso, o povo chinês prefere que a sala

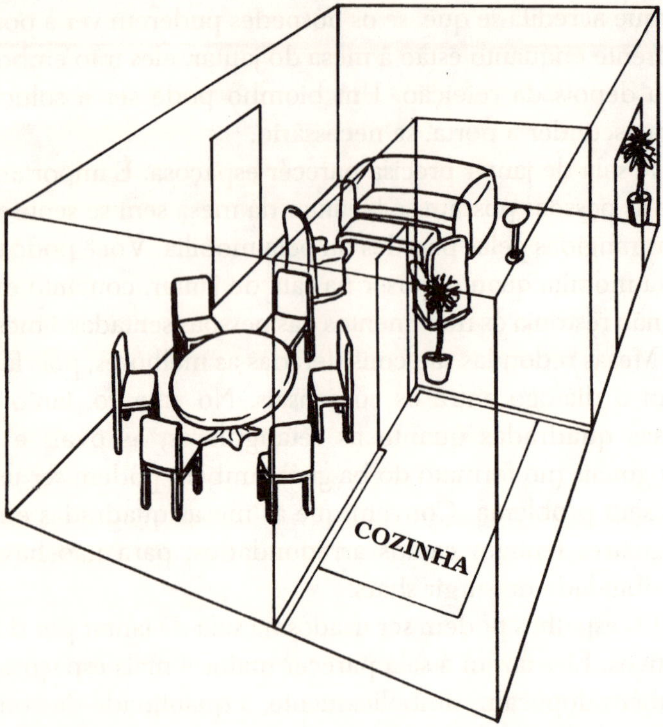

Figura 6A: Sala de jantar e de estar no mesmo ambiente

de jantar faça parte da sala de estar. Assim, é claro, a sala ficará muito maior e não haverá paredes limitando a prosperidade dos moradores (Figura 6A).

A Sala de Estar

A sala de estar é um cômodo importante, pois é ali que os membros da família se reúnem para relaxar e conversar. É também nesse local que as visitas são recebidas. Por isso, a sala de estar tem de ser aconchegante e confortável.

Essa sala deve refletir a personalidade e os interesses dos moradores. Pode-se colocar ali uma estante com livros sobre os assuntos de interesse da família. Certificados e fotografias também podem ser dispostos na parede ou colocados sobre mesas laterais. Se os moradores colecionam objetos, eles podem ser expostos de uma forma atraente. Minha mãe costumava colecionar antigas galinhas de cerâmica, chocando dentro de cestas. Ela as colocava na sala de estar de seu apartamento. Esses objetos não só refletiam seu gosto por objetos de cerâmica, como também atraíam ch'i positivo quando o sol batia neles durante parte do dia e refletia suas cores pela sala.

O ideal seria que a sala de estar tivesse um formato regular. Caso ela seja estreita ou em formato de L, pode-se usar espelhos para compensar essa característica desfavorável. Os espelhos que pegam toda parede fazem com que salas estreitas pareçam mais harmoniosas. Espelhos colocados ao lado de um ângulo agudo eliminam simbolicamente o shar negativo criado no local.

Convém que a mobília da sala reflita a personalidade dos moradores. Os móveis devem ser confortáveis e proporcionais ao tamanho da sala. O chefe da família deve se sentar de frente para a porta principal do apartamento.

O Dormitório

Depois da cozinha, o dormitório é o cômodo mais importante do apartamento. Todos nós passamos em média oito horas dormindo, portanto o quarto deve ser um local seguro, onde possamos ter um sono profundo e reparador.

Quanto mais distante o quarto estiver da porta da frente do apartamento, melhor. No feng shui, em geral a casa é dividida em área interna e externa. A área externa inclui a entrada principal e a parte social da casa, como a sala de estar e de jantar. A área interna constitui-se dos cômodos usados pelos moradores da casa, como o banheiro e os dormitórios.

É fundamental observar o alinhamento da porta do dormitório. A entrada deste não pode estar exatamente na frente da porta principal do apartamento, pois isso afetaria a sensação de segurança que os cômodos da área interna devem proporcionar aos moradores. É melhor que a porta do quarto também não esteja em frente à porta do banheiro ou da cozinha, para evitar que os odores desses cômodos e o ch'i negativo entrem no quarto.

O local em que está a cama é extremamente importante. Ela deve ficar numa posição em que a pessoa deitada possa ver quem entra no quarto. A posição diagonalmente oposta à porta costuma ser a melhor.

Para encontrar o melhor lugar para posicionar a cama você pode examinar o quarto de acordo com os Oito Locais. A melhor disposição, nesse caso, dependerá dos seus interesses pessoais. Independentemente disso, os locais da Saúde e da Longevidade costumam ser os melhores para se pôr a cama. Também não podemos esquecer de levar em conta o aspecto estético do ambiente. A cama não pode ficar numa posição que pareça estranha ou fora do lugar. Caso não seja possível colocá-la na posição que você quer, procure colocá-la de um jeito que a cabeceira fique voltada para a direção que lhe parece mais conveniente.

Os pés da cama não devem ficar de frente para a porta do quarto (Figura 6B). Essa posição é conhecida como "posição da morte", porque, para os chineses, ela lembra os dias em que os caixões eram alinhados no pátio em frente aos templos, esperando o dia certo para serem queimados. (Além disso, de acordo com a tradição, os corpos eram retirados do quarto pelos pés.)

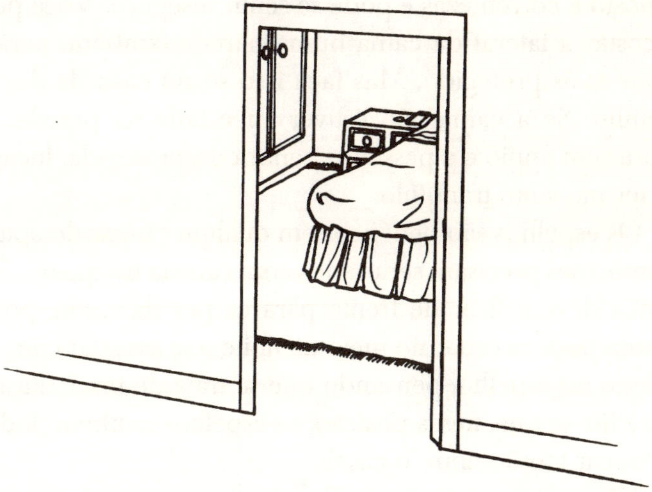

Figura 6B: A cama na posição da morte

Vigas expostas no teto são consideradas shars, não importa o cômodo em que estejam. Elas são especialmente prejudiciais no quarto, caso estejam atravessadas sobre a cama. Nesse caso, a pessoa que dorme nessa cama corre mais o risco de padecer de alguma doença na região do corpo que fica exatamente embaixo da viga. Por exemplo, se a viga passa sobre o peito da pessoa, ela poderá ter problemas respiratórios ou dores no peito. Se não for possível colocar a cama num local em que não haja vigas aparentes, é melhor colocá-la numa posição em que a viga fique paralela a ela, em vez de cruzá-la.

A cabeceira da cama deve ficar encostada na parede. Mas evite colocá-la sob uma janela, pois assim você ficaria exposto a correntezas e pode se sentir inseguro. Você pode encostar a lateral da cama numa parede também, para se sentir mais protegido. Mas faça isso só no caso de dormir sozinho. Se a cama não estiver encostada na parede, ela ficará sem apoio e a pessoa se sentirá desprotegida, incapaz de ter um sono tranqüilo.

Os espelhos são benéficos em qualquer lugar do apartamento, mas precisam ser usados com cautela no quarto. Eles nunca devem ficar de frente para os pés da cama, pois a pessoa pode acordar no meio da noite e se assustar com seu reflexo no espelho, pensando que se trata de um fantasma. Acredita-se que, nessa posição, os espelhos também podem provocar tensão entre o casal.

Não convém que os espelhos fiquem na parede oposta à da porta, bem de frente a ela. Isso porque, nessa posição, eles irradiariam de volta as energias que recebem, confundindo o fluxo do ch'i que se dirige para o quarto.

Os espelhos podem ser extremamente úteis no quarto, caso a cama esteja numa posição que impeça as pessoas deitadas de ver facilmente quem está entrando no quarto. Nesse caso, o espelho pode ser usado de forma a possibilitar que se veja a entrada de qualquer pessoa no quarto.

Os ocupantes da cama precisam ter uma visão agradável quando acordam de manhã, seja uma bela paisagem do lado de fora da janela, seja um quadro bonito na parede.

Pela janela é preciso que entre ar fresco e a luz do sol, ao longo do dia. No entanto, não é bom que o sol bata diretamente sobre a cama. Quanto mais ch'i entre no quarto melhor. A maior parte entra pela porta, mas ele também entra pelas janelas. Caso o quarto também sirva de escritório, por exemplo, é essencial aumentar ainda mais o fluxo do ch'i no ambiente, para que os moradores tenham vitalidade, entusiasmo e estímulo suficientes para trabalhar ou estudar.

Certifique-se de que não existe nenhum shar externo afetando o quarto, através das janelas. Se esse é o problema, basta usar cortinas pesadas. Os shars podem ser especialmente problemáticos no quarto de recém-nascidos. Se o bebê chora o tempo todo, procure por shars, tanto dentro do quarto quanto do lado de fora da janela. Você vai ver que o problema se resolve logo que o shar é neutralizado.

Penteadeiras, secretárias e cômodas devem ficar próximas à cama, pois elas desbloqueiam o fluxo do ch'i.

O papel de parede e o tapete dos quartos devem se harmonizar com o elemento pessoal dos moradores. O elemento que precede o deles, no Ciclo Criativo dos Elementos, também pode ser usado. Na verdade, o elemento precedente é ainda melhor do que o elemento pessoal, caso se trate do quarto de uma criança.

O Lavabo

Sempre que possível, o lavabo deve ficar junto a uma parede externa do apartamento e ser o mais discreto possível.

Convém que ele esteja nas áreas negativas do apartamento. Caso esteja nas áreas da Abundância, do Sucesso ou da Carreira, por exemplo, as oportunidades de quem usa o lavabo "entram pelo cano" quando a descarga é acionada. É claro que não é muito fácil mudar o lavabo de lugar, caso você já tenha um no seu apartamento. A solução, nesse caso, é deixar a tampa do vaso sempre abaixada e a porta fechada. Também é uma boa idéia colocar um espelho do lado de fora da porta desse cômodo, para que ele desapareça, simbolicamente.

Não é bom que o lavabo fique no meio do apartamento. Nesse local, o ch'i que provém dali pode se espalhar pelo apartamento todo.

O lugar em que fica o vaso sanitário deve ser quase imperceptível; por isso, ele não pode ser muito grande. Embora isso seja praticamente impossível num apartamento, seria melhor que ele ficasse separado do banheiro. Se você não tem um lavabo, separe o *box* ou a banheira do vaso sanitário com uma meia-parede, para proporcionar um pouco de privacidade aos moradores e dissipar o ch'i negativo.

O Banheiro

O lavabo e o banheiro simbolizam a situação financeira de quem os usa, pois é ali que a água (o dinheiro) é usada. Conseqüentemente, não convém que esses cômodos fiquem no ângulo de visão de quem entra pela porta da frente do apartamento, nem fiquem bem de frente ao dormitório principal. Eles também não devem ficar no área da Abundância.

A pior posição para o banheiro é o centro do apartamento. Nesse local, ele enviará ch'i negativo para todos os outros cômodos. A solução nesse caso é colocar um espelho de corpo inteiro do lado de fora da porta do banheiro e dois espelhos menores dentro desse cômodo, de forma que um reflita outro. Seria até melhor se você colocasse espelhos nas quatro paredes do banheiro.

O banheiro deve ser bem iluminado e ventilado. As cores precisam ser delicadas, para preservar a harmonia do lar. Espelhos grandes podem ser uma boa idéia, mas evite revestir a parede com quadrados de espelhos. Eles têm uma aparência de rede que dificulta o fluxo do dinheiro.

Nem é preciso dizer que o banheiro e o lavabo devem estar sempre impecavelmente limpos. Torneiras pingando e canos furados fazem com que o dinheiro dos moradores escoe pelo ralo.

Procure resolver esse tipo de problema tão logo ele apareça.

Suítes

Quartos com banheiro estão ficando cada vez mais comuns ultimamente, e sempre recebem lugar de destaque nos anúncios, quando a casa ou o apartamento são colocados à venda. Infelizmente, de acordo com os princípios do feng shui, é preciso que haja uma divisão muito bem definida entre o quarto e o banheiro. Por isso é aconselhável não optar por esse tipo de cômodo, para evitar que o ch'i negativo flua para o quarto. Se no seu quarto há um banheiro, mantenha a porta fechada sempre que possível.

É possível que o seu apartamento tenha todos ou quase todos os cômodos de que tratamos. No entanto, se você mora num apartamento pequeno, é provável que ele tenha só um ou dois cômodos. Comentaremos sobre as quitinetes no capítulo seguinte.

Capítulo 7

As Quitinetes

As quitinetes costumam ter um cômodo principal, uma cozinha, ou copa-cozinha pequena, e um banheiro. No entanto, eu já estive em algumas quitinetes em que só havia um banheiro para os moradores de todos os apartamentos do mesmo andar.

Alguns desses apartamentos são extremamente pequenos e costumam ter móveis demais. Isso obstrui o fluxo do ch'i que circula pelo ambiente. A desordem é outro problema dos apartamentos pequenos. Por isso os moradores precisam ser muito bem-organizados e disciplinados para que tudo fique no lugar.

As quitinetes de formato quadrado, retangular e em forma de L são as melhores. Esses últimos não costumam ser considerados positivos, de acordo com os princípios do feng shui. No entanto, no caso das quitinetes, é como se houvesse um outro cômodo, servindo como dormitório ou como sala de jantar.

Para determinar as áreas favoráveis e desfavoráveis, basta usar as Aspirações do Ba-guá ou o trigrama pessoal dos moradores. Quando se trata de um apartamento pequeno como a quitinete, prefiro usar as Aspirações, embora eu também recorra ao trigrama para me certificar de que o apartamento pertence ao mesmo grupo de moradores.

Numa quitinete, o mais importante é a posição da cama. Só depois que isso estiver definido é que se pode dispor os outros móveis. Talvez você seja uma pessoa de sorte e possa escolher entre dois ou três lugares para colocar a sua cama. Nesse caso, você pode determinar o melhor lugar consultando os Oito Locais ou as Aspirações do Ba-guá. É mais comum, no entanto, especialmente nos apartamentos muito pequenos, que só haja um lugar disponível para se colocar a cama.

A cama precisa ficar protegida. Você pode colocar um biombo na frente dela ou pode usar uma estante ou outro móvel que proporcione um tipo de proteção, mesmo que simbólica. A cama deve ficar encostada na parede e os pés não podem ficar voltados diretamente para a porta da frente. Não convém colocar a cama num lugar em que ela fique cercada de móveis ou confinada entre duas ou três paredes. Uma vez eu passei a noite num quarto em que a cama ficava confinada entre três paredes. Eu me senti sufocado, preso, embora a cama fosse de tamanho normal. Qualquer um que durma numa cama como essa por algum tempo sofrerá limitações e situações difíceis no dia-a-dia.

Se o apartamento tiver um teto inclinado, procure pôr a cama no espaço em que o teto é mais alto. Quanto mais baixo é o teto menor é o fluxo do ch'i. Tanto os tetos inclinados quanto as vigas aparentes afetam negativamente o movimento da energia ch'i; por isso devem ser evitados sempre que possível.

Muitas pessoas que moram em apartamento usam a cama como sofá durante o dia. Nesse caso, é bom que a cama de fato pareça um sofá. Você pode usar sobre ela uma manta colorida ou almofadas grandes. Se a cama não é usada durante o dia, você pode usar um biombo para ocultá-la.

Se a cozinha fica no mesmo ambiente do quarto e da sala, você também pode usar um biombo para separá-la dos outros cômodos, quando não a estiver usando.

Coloque a mesa de jantar num lugar bem iluminado. Assim ela fica num ambiente mais alegre e mais propício, caso também seja usada como mesa de trabalho. Certifique-se de que há espaço suficiente ao redor da mesa, pois é muito melhor trabalhar e comer num lugar que pareça espaçoso.

O sofá precisa ser colocado num local confortável e acolhedor. Também é importante que as pessoas sentadas nele tenham visão da porta da frente. Se você usa o sofá com freqüência, coloque-o numa posição em que possa ver a porta da frente sem ter de virar a cabeça.

Depois que a cama, a mesa de refeições e o sofá estiverem em seus devidos lugares, você pode dispor o resto da mobília do jeito que achar melhor.

Cuide para que o apartamento tenha uma aparência harmoniosa e equilibrada. Para isso é preciso que você pense um pouco na forma como vai dispor os objetos de que gosta. Naturalmente, o apartamento deve refletir a personalidade do dono e os interesses dele, mesmo que pretenda morar ali por pouco tempo. Coloque fotografias e outros objetos de estimação num lugar bem visível, tanto para você quanto para as visitas.

Se você, além de morar, também trabalha no apartamento, é preciso separar o local de trabalho do resto da casa. Um amigo meu que está tentando seguir carreira de roteirista em Hollywood trabalha numa escrivaninha sem ter visão da cama, que fica atrás dele. Ele vê uma linda paisagem na janela e está, de certo modo, longe de casa enquanto escreve. Quando pára de trabalhar, no fim do dia, ele coloca um biombo em volta da escrivaninha, para tirar de vista o computador. Ou seja, quando está escrevendo seus roteiros, ele fica totalmente concentrado no trabalho, sem se distrair com outras coisas do apartamento. Quando não está escrevendo, o local de trabalho fica coberto. Assim ele pode desfrutar as horas de lazer, sem ficar lembrando do trabalho a toda hora. Por acaso, a escrivaninha está na área do Sucesso da quitinete em que ele mora.

Teste da Quitinete

Fique de pé na entrada do apartamento e olhe ao redor, como se nunca tivesse visto esse lugar antes. Faça a si mesmo as seguintes perguntas:

- O apartamento está em desordem? Se estiver, o ch'i não fluirá livremente e isso afetará a sua saúde e a sua prosperidade. Coloque tudo no lugar, em vez de deixar a bagunça se acumular no chão ou sobre as mesas.
- Embora o apartamento pareça pequeno, ele dá a impressão de ser espaçoso? Pode-se usar espelhos para "aumentar" o ambiente. É muito importante deixar algum espaço em volta da mesa e da cama.
- O apartamento, em particular a entrada, é iluminado o bastante para estimular a entrada do ch'i? A maior parte

do ch'i entra pela porta principal, por isso essa área precisa ser bem iluminada para que o ch'i flua para dentro do apartamento e faça com que ele pareça aconchegante e acolhedor.

- Existe algum canto escuro ou que fique na penumbra? Energia ch'i negativa e estagnada pode se acumular em áreas escuras. Melhore a iluminação e pendure cristais, para que o ch'i flua para esses locais.

- Você se sente bem dentro do apartamento? Seu apartamento é a sua casa. Ele deve ser um lugar onde você se sente totalmente relaxado e à vontade. É essencial que você consiga deixar os problemas do dia-a-dia do lado de fora, quando fecha a porta. Se não consegue fazer isso, é preciso que você siga os princípios do feng shui passo a passo, para fazer desse apartamento a sua "casa".

- As cores da decoração são do seu agrado? O ideal seria que as cores usadas na decoração estivessem relacionadas com o seu elemento pessoal. Você nunca vai se sentir totalmente em casa, por exemplo, se pertencer ao elemento fogo e morar num apartamento com paredes azuis (cor associada à água).

- Você dispôs sobre os móveis e paredes objetos que refletem seus interesses pessoais? Muitos anos atrás, morei durante sete meses num pequeno apartamento em Glasgow. Ele era triste e sem graça, mas passou a ser um "lar" para mim quando coloquei sobre os móveis alguns objetos, que eu mesmo tinha feito, de placas de bronze polido. Quando eu chegava em casa depois do trabalho, eles eram a primeira coisa que eu via e isso me fazia lembrar imediatamente dos bons tempos em que tinha visitado igrejas rurais para apreciar estátuas de bronze.

- Quando está deitado na cama ou sentado no seu lugar favorito, onde gosta de relaxar, você consegue ver a porta da frente, sem ter de virar a cabeça mais de 45 graus? Tenho certeza de que você conhece a expressão "levar uma facada pelas costas". Se se senta de costas para a porta, você, simbolicamente, se sente desprotegido e sem apoio, mesmo estando num apartamento pequeno como o seu. Inconscientemente, você se sente mais seguro quando consegue ver a porta principal.
- Por acaso existe algum shar afetando a porta da frente ou as janelas? Se existe, recorra às soluções oferecidas pelo feng shui para eliminá-los. O espelho ba-guá é o meio mais eficaz para acabar com shars. Os sinos tibetanos ou cristais pendurados também ajudam nesses casos.
- Você ativou as áreas do seu apartamento que correspondem aos aspectos que quer melhorar na sua vida? Se quer aprender mais sobre um determinado assunto, coloque na área do Conhecimento algo que represente essa sua área de interesse. Se quer iniciar um relacionamento amoroso, coloque na área do Casamento algo que para você simbolize romance ou encontros amorosos. Aumente a iluminação nas áreas do apartamento que correspondam ao aspecto da sua vida pelo qual você está especialmente interessado. Procure identificar essas áreas e mantê-las limpas e livres de pó.

Como você pode ver, é possível aplicar os princípios do feng shui tanto nos apartamentos grandes e nas casas quanto numa quitinete. Em vez de cômodos independentes, divide-se o cômodo único em áreas separadas e com funções diferentes.

Já estive em vários apartamentos de um só cômodo que me pareceram muito mais confortáveis, aconchegantes e espaçosos do que muitos apartamentos grandes cujo dono não se preocupou em aplicar os princípios do feng shui.

Alguns anos atrás, alguém me disse que nunca seria rico enquanto morasse num apartamento de um só cômodo, confinado entre quatro paredes. Como ele se sentia assim, isso de fato se tornou verdade. No entanto, se ele tivesse aplicado os princípios do feng shui no apartamento em que morava, principalmente no lugar correspondente à área da Fortuna, ele teria suscitado sentimentos de abundância que acabariam levando-o a ganhar todo dinheiro que quisesse.

O tamanho do apartamento não impede que se tenha saúde, dinheiro ou felicidade. Se você dispuser os móveis e os outros objetos de decoração da forma correta, mesmo um cubículo pode se tornar um porto seguro que lhe proporcionará tudo que você mais desejar.

Capítulo 8

Como Avaliar um Apartamento de Acordo com os Princípios do Feng Shui

Agora que já conhece os princípios básicos do feng shui, você vai perceber que começará a aplicá-los instantaneamente em todos os lugares que visitar pela primeira vez. Eu sempre tenho uma impressão intuitiva do cômodo ou do apartamento, antes de avaliar objetivamente cada uma das suas áreas. Acho incrível o fato de que, embora a maioria das pessoas arrume a casa sem ter nenhum conhecimento do feng shui, elas em geral acertam em 90% dos casos. A maior parte do meu trabalho de consultoria resume-se em fazer pequenos ajustes na disposição dos móveis e dos objetos, e não grandes mudanças.

Um exemplo disso ocorreu pouco tempo atrás. Bob e Linda são amigos meus. Eles haviam se casado recentemente e estavam pensando em comprar um apartamento no andar térreo de um pequeno edifício. Pediram que eu fosse até o apartamento com eles e desse uma olhada antes que fechassem negócio.

Bob nasceu no dia 3 de dezembro de 1968, ou seja, seu trigrama pessoal é K'un. Linda nasceu no dia 19 de setembro de 1972 e seu trigrama pessoal é Ken. Isso significa que ambos pertencem ao grupo das Quatro Casas do Oeste e seriam mais felizes num apartamento cujos fundos estivessem voltados para oeste, nordeste, noroeste ou sudoeste.

Fiquei satisfeito ao constatar que os fundos do apartamento ficavam voltados para nordeste (Figura 8A). Esse era um excelente começo.

Subimos pela pequena alameda que acabava na porta da frente do edifício. Não parecia haver nenhum shar afetando a porta principal. Havia, isto sim, a vista de um pequeno rio que passava nas imediações. Isso era um bom sinal, pois a presença de água na frente da propriedade é algo que proporciona oportunidades de progresso financeiro. Meu casal de amigos teria uma visão muito melhor do rio se aparasse a cerca-viva que crescia nos fundos.

A porta da frente abria diretamente para uma espaçosa sala de estar. Esta era banhada pela luz do sol no período da tarde, e ficava quente e aconchegante. Da porta da frente, via-se a cozinha e a porta dos fundos. Também tinha-se a visão da porta corrediça que levava aos quartos. Não convém que se tenha visão da porta dos fundos quando se entra pela porta principal, pois nesse caso o ch'i entra no apartamento e sai imediatamente pela porta de trás. Também não é bom que se veja a cozinha da porta da frente, pois as visitas pensarão logo em comida. No entanto, bastaria deixar a porta da cozinha fechada quando não estivesse sendo usada. Isso eliminaria muito bem os dois problemas.

A porta corrediça que dava passagem para os quartos estava localizada na área da fortuna da sala de estar. Seria

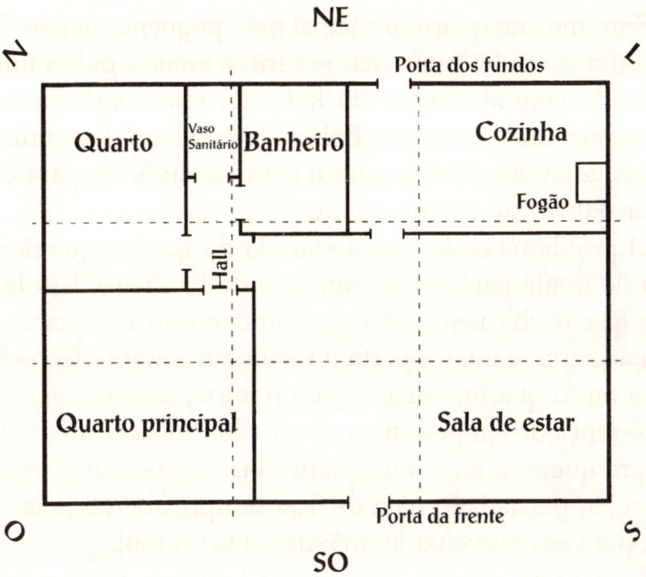

Figura 8A: Apartamento de Bob e Linda

uma boa idéia se Linda e Bob mantivessem essa porta fechada, para que o fluxo de riquezas não deixasse a sala.

A porta da frente ficava bem iluminada e a sala de estar agia como um ímã, atraindo o ch'i para dentro do apartamento.

A cozinha era de bom tamanho e tinha espaço suficiente para Linda e Bob colocarem uma mesa com cadeiras, se quisessem. A cozinha também tinha um bom espaço para a pia e para o fogão, embora o lugar reservado para o fogão não fosse o ideal, pois a pessoa que o usasse teria de ficar de costas para a porta, sem visão de quem entrasse na cozinha. Mas isso poderia ser resolvido pendurando-se um espelho na parede acima do fogão ou perto dele.

Entramos no quarto principal pelo pequeno saguão. Ele tinha um tamanho bom, mas era frio e escuro, pois a única janela do cômodo ficava do lado noroeste, onde praticamente não batia luz do sol. Bob e Linda teriam de pendurar um cristal ou iluminar o quarto com luz artificial, para estimular o fluxo de ch'i no quarto.

O problema maior era a entrada do quarto, que ficava bem de frente para o vaso sanitário do banheiro. Isso fazia com que o ch'i negativo fosse parar direto no quarto. A solução seria manter a porta do banheiro sempre fechada.

O outro quarto, voltado para o norte, também era frio. A diferença de temperatura entre a sala de estar e a cozinha, sempre quentes, e os dois quartos era inacreditável. Nesse quarto, as persianas teriam de ficar sempre abertas pela manhã, para se aproveitar ao máximo a luz do sol.

Felizmente, o vaso sanitário e a banheira eram separados por uma parede divisória. Isso dava mais privacidade aos moradores e ajudava a dissipar a energia ch'i negativa.

No geral, o apartamento parecia ser muito agradável e não tinha muitos problemas. Os que havia podiam ser remediados com um pouco de esforço e boa vontade.

Eu então desenhei uma planta do apartamento e coloquei sobre ela um quadrado mágico, para verificar as Inspirações do Ba-guá.

A área da Abundância tomava dois terços do quarto secundário, um terço do saguão e a maior parte do local onde estava o vaso sanitário. Este, aliás, podia ser considerado o aspecto mais negativo do apartamento, pois toda riqueza da família iria embora com a descarga. No entanto, o quarto secundário, escuro e frio, também era um aspecto negativo, pois tenderia a desestimular o fluxo de ch'i positivo, e não o contrário.

A solução para tudo isso seria manter a porta do banheiro sempre fechada. Bob e Linda também teriam de pendurar um espelho grande, de preferência de corpo inteiro, do lado de fora dessa porta. Também teriam de colocar dois espelhos nas paredes opostas ao local onde estava o vaso sanitário, para fazer com que, simbolicamente, o lugar desaparecesse. Na verdade, se colocassem espelhos nas quatro paredes seria até melhor.

Seria preciso tornar o quarto mais quente e iluminado. Se pendurassem ali um cristal com uma fita vermelha, isso ajudaria a atrair o ch'i, além de aumentar a iluminação do quarto. As cortinas também deveriam ser abertas de manhã cedo, para deixar o sol entrar.

Além disso, seria preciso colocar alguma coisa no quarto, para estimular a prosperidade. Bob pertencia ao elemento terra e Linda ao da água. O elemento que fica entre esses, no Ciclo da Criação, é o metal. O metal simboliza o dinheiro, e seria especialmente favorável nesse caso, uma vez que ajudaria a amenizar o fato de que a terra e a água são elementos opostos no Ciclo da Destruição. Bob e Linda precisariam pôr um objeto de metal bem atraente nesse cômodo para melhorar as perspectivas financeiras de ambos. Poderia ser um simples ornamento ou algo relacionado especificamente a dinheiro, como algumas moedas chinesas ligadas por um fio vermelho e penduradas na parede.

Um aquário de peixes também traria benefícios, se fosse colocado nesse quarto. No entanto, como ele era escuro e frio, poderia ser melhor colocar o aquário na área da Abundância que ficava na sala de estar, onde ele poderia ser notado e admirado.

A área do Sucesso constituía-se do banheiro e de uma parte da cozinha. A água é usada nesses dois ambientes, o que significa que a reputação do casal na comunidade a que pertenciam iria literalmente por água abaixo.

A solução seria fazer com que o fluxo do ch'i se distanciasse dos canos e ralos. Os cristais seriam uma ótima saída. Sinos tibetanos também poderiam ser pendurados perto da porta dos fundos, que também pertencia à área do Sucesso. Os sinos tibetanos poderiam ser amarelos, marrons, azuis ou pretos. (Isso porque Bob pertence ao elemento terra e Linda ao da água.)

Por acaso, a localização da porta dos fundos era extremamente favorável. No feng shui, uma casa sem porta dos fundos é considerado algo perigoso, pois ela só tem uma porta por onde as pessoas podem entrar ou sair. Muitos apartamentos só têm uma entrada. Uma das razões por que esse apartamento agradou a Bob e Linda foi o fato de ele ter uma porta dos fundos.

A área do Casamento compreendia dois terços da cozinha, incluindo o local reservado ao fogão. A cozinha é a sede da sorte e da fortuna da família. Ela não costuma ser o melhor lugar para a área do Casamento, mas, como se tratava de uma cozinha espaçosa, Bob e Linda provavelmente passariam muitos momentos agradáveis sentados à mesa, conversando.

Eles não queriam, entretanto, que o relacionamento "entrasse pelo cano, junto com a água da pia. Por isso, precisariam colocar nesse cômodo algo que representasse para eles amor e romance. Poderia ser uma foto dos dois, cartões de aniversário, cartas de amor ou quadros com cenas românticas.

A área da Família era constituída de um terço do dormitório principal, um terço do dormitório secundário e dois terços do saguão. Essa área, relacionada com a saúde e com o bem-estar da família, estava muito bem localizada, pois esses aspectos ficariam em destaque nesses cômodos.

A área dos Filhos ocupava um quarto da sala de estar. Bob e Linda não estavam planejando ter filhos por enquanto, por isso não ativariam essa área. (Se eles quisessem filhos, teriam de colocar nesse local fotos de membros jovens da família, brinquedos ou qualquer outra coisa que lembrasse crianças.)

A área do Conhecimento tomava dois terços do dormitório principal. Esse seria um bom lugar para se colocar livros, arquivos, documentos e equipamentos de escritório, e não para dormir. Portanto, seria melhor se fosse usado como uma sala de estudos. Linda, porém, está fazendo um curso de decoração e por certo descobrirá que esse é um ótimo lugar para estudar.

A área da Carreira ocupava um quarto da sala de estar, incluindo a porta da frente. Seria um bom lugar para se colocar uma escrivaninha, o telefone e qualquer coisa relacionada com a área profissional do casal. Já se tratava de um local bem iluminado, mas poderia ser mais ativado caso se pendurasse ali um cristal. (Linda está pensando em comprar um lustre para colocar no centro da sala. Isso colaborará para que o ch'i entre no apartamento e se dirija principalmente para as áreas que ficam na sala de estar.)

A área dos Mentores inclui um quarto da sala de estar. Linda se interessa muito por anjos da guarda e pretende ativar essa área com gravuras e objetos sobre anjos.

Esse apartamento é uma mistura muito comum de áreas favoráveis e desfavoráveis. Seria impossível encontrar um apartamento absolutamente perfeito e as soluções encontradas para minimizar os problemas desse apartamento em especial foram todas muito simples.

No entanto, antes de dar a Bob e Linda as boas notícias, eu decidi também avaliar o apartamento segundo o método dos Oito Locais.

O lado de trás do apartamento era voltado para o nordeste e pertencia ao trigrama Ken. Tratava-se do último apartamento de um edifício de forma retangular, cujos fundos também davam para a direção nordeste.

As direções favoráveis eram nordeste (Apogeu), noroeste (Saúde), oeste (Longevidade) e sudoeste (Prosperidade). As direções desfavoráveis eram sudeste (Morte), sul (Desastre), leste (Seis Shars) e norte (Cinco Fantasmas).

O local do Apogeu incluía o banheiro e uma parte da cozinha. Esse local é freqüentemente mencionado como o local da "vida boa" e por isso é um ótimo lugar para camas e portas. Infelizmente, nesses dois cômodos existe água descendo pelo ralo, e teria de se encontrar uma solução para sanar esses efeitos adversos. Uma iluminação melhor, cristais e um aquário seriam todas soluções muito boas.

A direção da Saúde era a noroeste, que incluía um terço do quarto principal e um terço do dormitório menor, assim como dois terços do saguão. Esse era um excelente local para o quarto principal e, se a área fosse estimulada, poderia proporcionar ótimas amizades e uma saúde perfeita para os moradores do apartamento.

A direção da Longevidade era oeste. Ela compreendia dois terços do dormitório principal e não poderia haver lugar melhor para proporcionar paz, harmonia, felicidade, saúde e vida longa para as pessoas que dormiriam ali.

A direção da Prosperidade era sudoeste. Ela ocupava um quarto da sala de estar e era a direção mais favorável do apartamento. Era um lugar perfeito para colocar uma escrivaninha onde a família pudesse tratar dos assuntos financeiros, como contas a pagar e investimentos. O lustre que Linda planejava colocar ali teria uma influência marcante sobre a prosperidade do casal. Essa também era a melhor localização para a porta da frente, que, por sorte, estava justamente ali.

O primeiro local desfavorável era o da Morte, que ficava no sudeste. Ocupando um quarto da sala de estar, era o pior local da casa. Seria o lugar ideal para o banheiro. Essa direção está relacionada a doenças, acidentes e desgraças. Felizmente, o lustre iluminaria esse local, aumentando a energia ch'i positiva.

A direção do Desastre era sul. Relacionada com a raiva, as disputas e as discussões, ela também ocupava um quarto da sala de estar. Não convém pôr cadeiras e sofás nessa parte da sala. Seria um lugar melhor para o aparelho de tevê ou para o aparelho de som.

A direção dos Seis Shars ficava na parte leste do apartamento. Ela compreendia dois terços da cozinha, que estava bem localizada ali.

A última direção era o norte, a direção dos Cinco Fantasmas. Ela compreendia dois terços do dormitório secundário, o vaso sanitário e dois terços do saguão. Era um bom lugar para o vaso sanitário. No entanto, a direção dos Cinco Fantasmas está relacionada ao fogo e aos furtos. Seria importante que ninguém fumasse nesse local e que os moradores trancassem bem essa parte da casa quando estivessem ausentes.

Expliquei tudo isso a Linda e a Bob e recomendei que comprassem o apartamento. Eles são muito felizes em seu novo lar. Linda é muito intuitiva com relação à disposição dos móveis. Ela sabe como colocá-los de modo a deixar o ch'i fluir livremente, com o mínimo de interferência. Isso faz com que o apartamento seja um ambiente maravilhoso e convidativo para a energia ch'i.

Eis outro exemplo, desta vez de um apartamento de um só cômodo. Bruce é um ex-eletricista que voltou a estudar e entrou na faculdade de direito. Ele me procurou porque uma ex-namorada tinha lhe dito que havia um shar no apartamento dele. Bruce nasceu no dia 4 de julho de 1972, o que significa que seu trigrama pessoal era K'an, pertencente ao grupo das Quatro Casas do Leste. O trigrama do apartamento dele era o mesmo, pois os fundos eram voltados para o norte.

O apartamento de Bruce se resumia num cômodo no que um dia fora uma grande mansão. O edifício, em estado precário, convertera-se numa dúzia de pequenos apartamentos. Todos os moradores usavam a entrada principal do prédio, mas Bruce tinha uma entrada particular que dava passagem para um longo corredor escuro. No fim desse corredor ficava o cômodo em que ele morava (Figura 8B).

A namorada de Bruce achava que o longo corredor representava um shar, pois tratava-se de uma linha reta. De fato isso poderia ser considerado um shar, no entanto, como o corredor terminava numa parede, não se tratava de um shar para Bruce, pois não o afetava diretamente. O maior problema de se ter um longo corredor como entrada é que o ch'i entra no prédio, percorre o corredor a grande velocidade e recua ao chegar ao apartamento. Sugeri que ele pendurasse dois espelhos, um de cada lado do corredor. Isso deixaria o fluxo do ch'i mais lento, pois ele iria direto para um espelho e depois para o outro, na parede oposta. Conseqüentemente, o ch'i se moveria pelo corredor mais vagarosamente, em ondas. Como Bruce ficara preocupado com o que a namorada disse, sugeri que ele também pendurasse um espelho maior no final do corredor, para eliminar simbolicamente o shar.

Bruce tinha um lustre com vários cristais de vidro, mas não o pendurara ainda porque não tinha intenção de morar nesse apartamento por muito tempo. Sugeri que ele o pendurasse perto da entrada do cômodo principal do apartamento. Isso serviria para atrair a energia ch'i e espalhá-la em todas as direções. Também propus que ele instalasse mais algumas lâmpadas no corredor, para que o ambiente ficasse

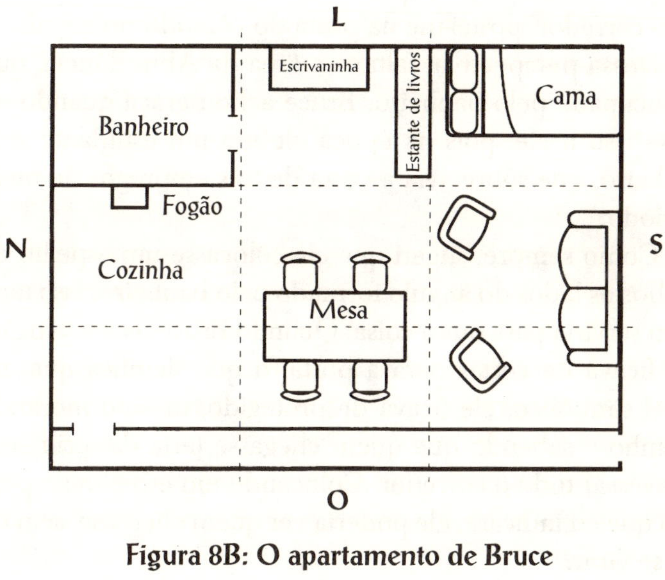

Figura 8B: O apartamento de Bruce

mais iluminado e convidativo. Isso não foi nenhum problema para Bruce, pois ele sempre fizera esse tipo de trabalho quando era eletricista.

A entrada do cômodo principal era alegre e permitia uma visão ampla de todo o apartamento. Bem em frente ficava a área reservada para a cozinha. Atrás dela ficava o banheiro. À direita, Bruce colocara uma mesa com cadeiras e um conjunto de estofados.

Na parede mais distante da porta principal, perto do banheiro, era sua área de estudos, que ele separava da cama com uma estante de livros. O cômodo era aconchegante e confortável.

Comecei minha análise usando as Aspirações do Ba-guá. É possível usar esse método mesmo quando se trata de um apartamento como esse, de um só cômodo. Em vez de ficar em pé na entrada principal do apartamento, onde começava o corredor, postei-me na porta do cômodo principal.

Dessa perspectiva, faltava a área da Abundância, que foi ocupada pelo banheiro. Bruce achou graça quando eu disse isso a ele, pois na época ele era um estudante sem dinheiro, que sobrevivia à custa de três empregos de meio período.

Como sempre, sugeri que ele colocasse um espelho de ambos os lados do ângulo formado pelo banheiro. Isso também serviria para outra coisa. Quando Bruce usava o fogão, ele ficava de costas para a porta, o que significa que, no nível simbólico, ele ficava desprotegido, mesmo morando sozinho e sabendo que quem chegasse teria de, primeiro, atravessar todo o corredor. Colocando um espelho na posição que eu indicara, ele poderia ver quem chegasse, sem ter de se virar.

A área de estudo de Bruce estava localizada no setor do Sucesso. Era uma boa posição, pois ele pretendia ser um advogado conhecido quando se formasse.

A estante de livros também estava num lugar muito bom. Bruce podia alcançar facilmente os livros enquanto estudava, além de ela proporcionar uma separação entre a área de trabalho e a de descanso.

A cama de Bruce estava no setor do Casamento. Ele achou esse fato divertido, pois acabara de romper um relacionamento de longa data e não pretendia começar outro tão cedo. A cama de solteiro parecia dar ênfase a isso. A única fonte de iluminação ali era um abajur lateral, que ele acendia só quando queria ler na cama. Quando estivesse pronto para outro romance, Bruce poderia simplesmente ativar a área iluminando-a e pendurando ali um cristal ou um pôster romântico.

A área da cozinha ficava no setor da Família. Tratava-se de uma boa localização, pois Bruce gostava da companhia de outras pessoas e adorava recebê-las em casa. Ele era um excelente cozinheiro e passava bastante tempo nessa parte da casa, preparando refeições para os convidados. O único problema com essa área era o local do fogão, mas isso poderia ser facilmente resolvido usando-se um espelho, como já mencionei.

O centro da Sorte ou Espiritual era ocupado pela mesa e pelas cadeiras, que também estavam no setor da Carreira. Bruce e suas visitas passariam bons momentos sentados em volta da mesa, conversando sobre os mais variados assuntos. Como muitos deles eram colegas de faculdade, grande parte da conversa estaria relacionada aos estudos e à carreira que teriam pela frente.

Por acaso, Bruce fez instintivamente algo que eu costumo sugerir para as pessoas que moram sozinhas. Em geral, essas pessoas se habituam a se sentar sempre na mesma cadeira, deixando as demais sem uso. Bruce fazia questão de se sentar cada dia numa cadeira diferente, de forma que pudesse "ter uma perspectiva diferente do mundo". Os praticantes de feng shui costumam incentivar esse hábito por diversos motivos. Quando as cadeiras não são usadas, você passa simbolicamente a mensagem de que as quer longe de você.

O sofá e as duas poltronas de Bruce ficam nos setores dos Filhos e dos Mentores. Aos olhos dele, esses móveis estão num lugar perfeito porque as pessoas que o visitam são muito variadas. Algumas são divertidas, gostam de brincar, e por isso ficam à vontade no setor associado às crianças; outras são amigos de mais idade, que Bruce considera mentores. Os dois grupos sentem-se bem nessa parte da casa.

Sugeri que Bruce se sentasse com mais freqüência no sofá do que nas poltronas, pois dessa posição ele teria uma visão ampla do apartamento e também da entrada. Assim ele também ficaria numa posição de comando.

A área do Conhecimento estava, em grande parte, num lugar desfavorável, pois ficava na entrada do cômodo. Bruce tinha muitas pilhas de livros ao redor da escrivaninha. Sugeri que ele comprasse outra estante e a colocasse no setor do Conhecimento.

A área da Carreira estava parcialmente ocupada pela cadeira e pelas mesas. Na parede, no entanto, Bruce pendurara um retrato do avô, que tinha sido juiz. Ele fizera isso instintivamente, sem saber que esse era de fato o melhor lugar para pendurá-lo, uma vez que o lembrava do caminho que ele teria pela frente.

O maior problema do apartamento era a bagunça. Bruce era muito desorganizado e havia papéis e pastas jogadas pelo apartamento inteiro. Mas isso era fácil de resolver. Os livros empilhados no chão foram para uma nova estante que ele comprou. Assim ele conseguiu mais espaço na estante antiga para colocar os papéis e pastas.

Evidentemente, Bruce era uma pessoa extremamente intuitiva e tinha colocado quase tudo no lugar correto. Depois de fazer as mudanças que eu sugeri, ele achou que ficara mais fácil estudar e agora só falta um ano para se formar em direito.

Eu também usei o método dos Oito Locais para avaliar o apartamento dele. Para isso, postei-me na parede dos fundos do apartamento, que ficava no norte.

O local do Apogeu, no norte, compreendia a área da cozinha. Esse era um local muito favorável e poderia ser usado para colocar a cama. No entanto, como Bruce adorava trabalhar na cozinha, esse era um bom lugar para ele ficar.

O local da Saúde estava na parte leste do apartamento. Esse era o lugar em que Bruce estudava. Esse local traz vitalidade e energia, tudo que Bruce precisava durante os longos períodos em que ficava estudando sentado à escrivaninha.

A direção da Longevidade ficava na parte sul, onde Bruce colocou o sofá e as poltronas. Essa área proporciona paz e harmonia, e garantia que os amigos de Bruce passassem bons momentos na companhia dele.

A direção da Prosperidade era sudeste. Foi ali que Bruce colocou a cama. Esse seria um lugar melhor para a escrivaninha, e estava sendo mal aproveitado devido à pouca iluminação. No entanto, como ele era um estudante, estava mais interessado nos estudos do que em ganhar dinheiro.

Como o dinheiro é sempre bem-vindo, Bruce poderia ativar o local aumentando a quantidade de luz nessa parte da casa. Caso ele estivesse preocupado com a possibilidade de que isso favorecesse um novo relacionamento (pois, de acordo com as Aspirações, esse é o local da área do Casamento), ele poderia colocar ali um pequeno prato de metal com algumas moedas, para melhorar sua prosperidade em vez de impulsionar sua vida amorosa.

Bruce optou intuitivamente por dormir com a cabeça voltada para a direção do Apogeu. Nesse caso, não teria problema se ele dormisse com a cabeça voltada para o lado oposto, pois dessa forma ele estaria voltado para a direção da Longevidade, um local igualmente favorável. Minha única preocupação com relação à posição da cama era o fato de que ele não poderia ver quem entrasse pela porta. Caso ele dormisse com a cabeça voltada para o outro lado, isso seria facilmente resolvido. No entanto, um espelho também seria uma solução simples e eficaz para acabar com esse problema em particular.

A direção da Morte era sudoeste. Nesse local ficava a porta principal do apartamento e parte da área social. Embora esse fosse um lugar excelente para o banheiro, era péssimo para a porta da frente. Felizmente, a porta da frente estava voltada para o sul. Se ela estivesse voltada para o sudoeste, Bruce correria o risco de perder dinheiro e prejudicar sua reputação. Quando aumentou a quantidade de luz na entrada, ele amenizou de forma eficiente a negatividade dessa direção.

A direção do Desastre era oeste. Esse setor, associado a brigas e disputas, incluía a parte central do saguão e parte da sala de jantar. Felizmente, Bruce iluminou suficientemente o local, estimulando o fluxo de ch'i benéfico. Sugeri que ele também pendurasse um pequeno cristal perto da parede situada nesse setor.

A direção dos Seis Shars era noroeste. Esse setor, relacionado a problemas legais e de saúde, abrangia a porta da frente, o corredor e a entrada para o cômodo principal do apartamento. O espelho e o lustre que Bruce finalmente instalou no final do corredor serviram para eliminar esses problemas. Essa área também está ligada a adiamentos, mas felizmente o local que correspondia aos Seis Shars só era usado para se entrar e sair do apartamento. Além disso, Bruce não tinha tempo para ficar por ali, sem fazer nada.

A direção dos Cinco Fantasmas era nordeste, onde estava localizado o banheiro do apartamento. Embora fosse o lugar perfeito para um banheiro ou lavabo, Bruce deveria ter o cuidado de manter a janela desse cômodo sempre bem trancada ao sair, pois a direção dos Cinco Fantasmas costuma ser associada a incêndios e a furtos.

Bruce ficou encantado com a análise do feng shui. Chegou até a comprar alguns livros sobre o assunto para ler nas horas vagas. Mas, como esses livros estão na estante localizada na área dos Seis Shars, eu duvido que Bruce encontre tempo para lê-los enquanto não se mudar para outro apartamento.

Eu espero que esses dois exemplos o tenham ajudado a ver os benefícios desses dois métodos de avaliação. Você poderá empregar o método das Aspirações de maneira fácil e rápida, sem a necessidade de nenhum instrumento especial. No entanto, precisará de uma bússola e de uma planta precisa do seu apartamento, se quiser tirar o máximo proveito do método dos Oito Locais. Juntas, essas duas técnicas vão ajudá-lo a avaliar o apartamento onde você mora e a fazer todas as mudanças necessárias.

Capítulo 9

A Disposição dos Móveis

Você agora está plenamente consciente da importância do ch'i e de que ele tem de fluir livremente pelo apartamento, sem nenhum obstáculo interceptando sua passagem. Ao dispor os móveis, é preciso ter isso em mente, pois eles podem facilmente prejudicar o fluxo dessa energia ou mesmo bloqueá-lo totalmente. Os móveis grandes, principalmente, são os que mais bloqueiam o ch'i, por isso convém deixá-los sempre encostados à parede.

Recentemente, uma senhora idosa que morava sozinha pediu-me que avaliasse o apartamento dela segundo os princípios do feng shui. O apartamento era pequeno, mas tão abarrotado de móveis que cheguei a perguntar-lhe se ela trabalhava com antigüidades. Descobri que ela havia herdado todos aqueles móveis de vários parentes diferentes e nunca se desfizera de nenhum. Embora fossem belíssimos, eles atravancavam o apartamento, conferindo-lhe uma aspecto de desordem.

Em todos os cômodos é preciso que se deixe algum espaço livre. Isso faz com que haja equilíbrio entre as energias yin e yang. Alguns cômodos do apartamento tinham mais móveis de um lado do que do outro, o que dava a impressão de que os cômodos estavam tombando para um lado ou afundando (Figura 9A). A mobília teria de ser redistribuída para que os cômodos ficassem com uma aparência mais harmoniosa.

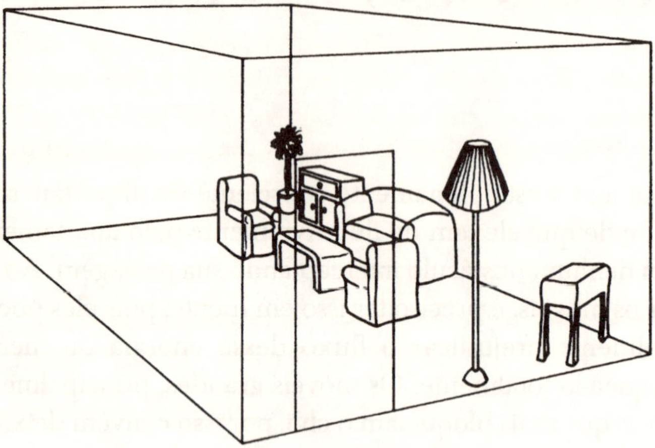

Figura 9A: Cômodo com má distribuição dos móveis

Também convém deixar algum espaço livre entre os móveis, para que o ch'i possa circular entre eles. Isso também se aplica às camas. Um amigo meu passou vários meses dormindo num colchão, enquanto esteve hospedado na casa de um amigo. Ficou surpreso ao constatar que passou a ter muito mais energia e vitalidade quando voltou a dormir na própria cama. Para que possamos ter um sono reparador, é essencial que o ch'i circule por baixo e ao redor da cama.

A direção para a qual a cama está voltada também é muito importante. Uma cama que esteja voltada para a direção errada pode causar efeitos desfavoráveis nos nossos relacionamentos e na nossa vida profissional. Para que isso não aconteça, é preciso que ela esteja voltada para uma das nossas direções favoráveis.

A mesa da sala de jantar deve ser sempre proporcional ao tamanho da sala. Muitos apartamentos não têm sala de jantar, o que é considerado muito bom segundo os princípios do feng shui. Isso porque os chineses acreditavam que a vida financeira da família sofreria sérias restrições caso a sala de jantar ficasse num cômodo completamente fechado. Por isso, do ponto de vista do feng shui, convém que a sala de jantar fique no mesmo ambiente da sala de estar.

A sala de jantar, mais do que qualquer outro cômodo, não pode ficar atulhada de móveis. As pessoas à mesa precisam ter espaço para se sentar ou se levantar da cadeira sem nada que restrinja seus movimentos.

A mesa da sala de jantar em geral é retangular, o que é bom, pois a maioria das salas de jantar também tem esse formato. Mesas redondas, ovais ou no formato do ba-guá também são boas opções. O anfitrião e a anfitriã devem se sentar nas extremidades da mesa retangular. Se houver apenas um anfitrião, é um gesto de gentileza oferecer ao convidado de honra o assento que fica na cabeceira da mesa, voltado para a entrada principal da sala de jantar.

Na sala de estar, nenhuma poltrona ou sofá deve ficar totalmente de costas para a entrada principal. Também não convém que eles fiquem embaixo de vigas aparentes no teto ou voltados para shars.

As paredes dão apoio ao sofá e às poltronas; por isso é melhor deixá-los de costas para elas. As pessoas sempre ficam mais à vontade quando o assento em que estão fica de frente para uma porta ou janela.

As cadeiras e as poltronas não podem ficar muito próximas umas das outras, para que as pessoas não percam a liberdade de movimentos. Quando a mesa de centro está muito próxima do sofá e das poltronas o efeito é o mesmo. Também não convém colocar poltronas muito próximas da lareira, pois o objetivo é que as visitas se aqueçam ao pé do fogo, sem sentir calor demais.

É importante que o chefe da família se sente num lugar de onde possa ver a entrada principal (Figura 9B). A posição diagonal à entrada principal, chamada "posição de comando", confere autoridade e poder à pessoa que se senta ali. A entrada principal, na verdade, deveria ficar visível ao maior número de pessoas possível. Um espelho colocado num lugar estratégico pode proporcionar essa visão àquelas que estão sentadas de costas para a porta. É um gesto de cortesia oferecer às visitas o assento que oferece a melhor visão da porta. No entanto, use-o você mesmo quando não estiver recebendo visitas. (Lembre-se, porém, de usar os outros assentos de tempos em tempos, se quiser que as pessoas o visitem regularmente.)

A mobília precisa ser disposta de tal maneira que as pessoas se sintam confortáveis e possam se comunicar facilmente. Móveis duros e desconfortáveis deixam as pessoas pouco à vontade e impedem que a conversa flua de forma descontraída. A mobília distribuída de forma circular, semicircular ou no formato do ba-guá favorece a comunicação. A disposição triangular ou em forma de L dá origem a shars em forma de seta. No entanto, isso não ocorre quando os móveis dispostos em forma de L ficam contra duas paredes.

Procure colocar os objetos em lugares em que possa alcançá-los facilmente. Seus ornamentos favoritos devem ser dispostos onde fiquem à vista de todos e possam ser admirados. Coloque os quadros e fotografias num lugar em que possam ser vistos tanto por quem está de pé quanto por quem está sentado.

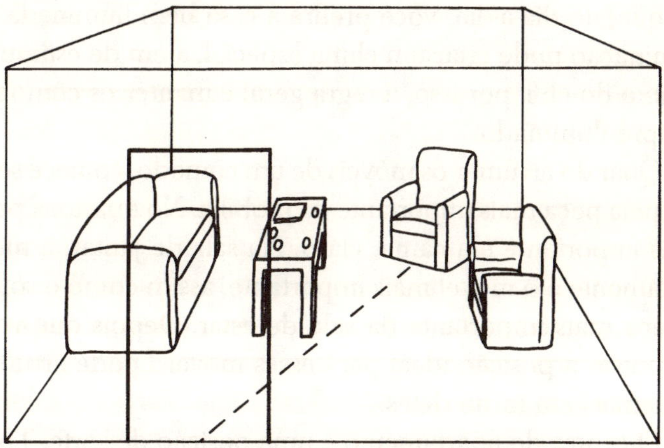

Figura 9B: A "posição de comando"

Se você tem uma coleção de objetos, coloque-os em um ou dois lugares diferentes, em vez de espalhá-los pela casa. É melhor criar um efeito diferente do que dar a impressão de que as peças da coleção foram espalhadas pela casa sem nenhum cuidado, deixando tudo na maior bagunça.

Os espelhos podem ser colocados praticamente em qualquer lugar. Na sala de estar, podem ser pendurados de tal forma que as pessoas sentadas de costas para a porta possam vê-la. A prateleira sobre a lareira é um ótimo lugar para se colocar um espelho. Os espelhos são associados à energia da água, pois a superfície deles reflete assim como a água. Por isso, um espelho colocado sobre a lareira equilibra a energia produzida pelo calor do fogo.

As luzes podem ser usadas para iluminar cantos escuros e para criar uma certa atmosfera. Haverá momentos em que você vai preferir diminuir a iluminação, mas é mais provável que, no dia-a-dia, você prefira a casa bem iluminada. A iluminação pode criar um clima especial, além de estimular o fluxo do ch'i; por isso, a regra geral é manter os cômodos sempre iluminados.

Quando arrumar os móveis de um cômodo, comece sempre pela peça mais importante da mobília. No quarto, a peça mais importante é a cama, claro. Na sala de jantar, a mesa certamente é o móvel mais importante, assim como o sofá é a peça mais importante da sala de estar. Depois que você encontrar a posição ideal para esses móveis, pode arrumar os demais em torno deles.

O centro do apartamento é uma posição de sorte. Todo cômodo tem um centro da sorte. O ideal é que essa área fique livre, para permitir que o ch'i flua livremente. A única exceção a essa regra é a sala de jantar. Nesse caso, o ch'i pode circular livremente sobre a mesa, embaixo e em torno dela.

Capítulo 10

Problemas Solucionados pelo Feng Shui

Uma das coisas mais incríveis do feng shui é que ele tem remédio simplesmente para tudo. Eu, particularmente, só não consegui ajudar ainda pessoas que moram numa casa situada sob cabos de alta-tensão. Existe uma evidência cada vez maior de que os campos eletromagnéticos que se formam com as correntes elétricas e fluem através desses fios de alta-tensão podem causar uma grande variedade de doenças graves.[1] Meu único conselho, nesse caso, é que as pessoas se mudem para outra casa.

Felizmente, esse é um caso extremo. A maioria de nós tem condições de harmonizar o apartamento em que mora, de acordo com os princípios do feng shui. Para isso basta usar artifícios que eliminem shars e melhorem o equilíbrio e a harmonia do ambiente em que vivemos.

É claro que a primeira coisa a fazer é se proteger de qualquer shar que possa estar dirigido para o prédio em que moramos ou para o nosso apartamento em particular.

Os shars sempre se movem em linha reta. Por isso, eles podem ser desviados de várias maneiras. Por exemplo, se você é proprietário do apartamento onde mora, você pode mudar o ângulo da porta da frente e assim desviar um shar potencialmente nocivo. Embora usado só em último caso, evidentemente, esse recurso seria muito eficaz no caso de shars de grandes proporções, como nos casos em que há um grande prédio de apartamentos bem em frente à sua porta principal.

Uma solução menos radical seria construir uma parede ou plantar árvores ou uma cerca-viva que tirasse o shar de vista. De acordo com o feng shui, o shar deixa de existir caso você não possa vê-lo. Árvores demoram para crescer, é claro, por isso talvez você precisasse usar também um espelho ba-guá enquanto os shars não desaparecessem de vista. Procure usar coníferas com folhas largas. Uma árvore solitária também pode se tornar um shar, à sua própria maneira, caso um dos galhos aponte diretamente para a entrada principal da sua casa. Por essa razão, é sempre aconselhável plantar várias árvores, em vez de uma.

Aliás, árvores plantadas na parte de trás do prédio representam uma boa proteção para todos os moradores.

O espelho ba-guá é um recurso eficaz do feng shui. Os espelhos normalmente são passivos e yin. O espelho ba-guá, no entanto, ganha muito mais força devido aos trigramas inscritos em torno dele, o que faz com que ele seja yang e ativo. Se colocado um pouco acima da porta, ele manda o shar de volta para onde veio.

No ano passado, vi em Hong Kong alguns ornamentos interessantes para se colocar na porta da frente de residências. Tratava-se de bonitas ilustrações do feng shui, que reproduziam montanhas, vales e regatos. Incorporado ao desenho havia, porém, um espelho ba-guá para afastar qualquer shar. Esses apetrechos eram pendurados na porta da frente e tinham uma aparência muito atraente. A menos que se olhasse para eles bem de perto, quase não se notava o espelho ba-guá.

Depois de examinar a entrada principal do prédio, observe a porta da frente do seu apartamento. É claro que, se você mora nos andares mais altos, não adianta construir paredes ou plantar árvores para eliminar shars. A solução nesse caso é usar um espelho ba-guá, caso a entrada principal do apartamento esteja de frente para a quina de uma parede e para elevadores ou para escadas ou escadas rolantes que descem.

As portas internas do apartamento podem ser usadas para harmonizar a casa de acordo com os princípios do feng shui. Você deve se lembrar de que o formato do ba-guá permite dividi-lo em oito direções. A direção para a qual está voltada cada uma das portas do nosso apartamento tem um significado específico. Naturalmente, se quiser usufruir os benefícios de uma determinada direção, você terá de usar a porta correspondente com freqüência, além de realçá-la para ativar o ch'i.

Uma porta que esteja voltada para o sul é associada ao elemento fogo e ao sucesso. Use essa porta freqüentemente se você quiser melhorar a sua imagem na comunidade em que vive. Existem várias maneiras de ativar essa área. Você pode aumentar a iluminação, usando *spots* com foco dirigido, por exemplo. Uma outra saída seria colocar no local algo vermelho, vasos de plantas ou flores frescas.

A porta voltada para o sudoeste relaciona-se com o elemento terra e aumenta o potencial para um excelente relacionamento. Essa área pode ser realçada com objetos de cerâmica ou argila, ou qualquer coisa de cor vermelha. Uma amiga minha usava nessa porta uma brilhante luz vermelha, quando estava em busca de um novo relacionamento. Ela agora está casada e espera seu primeiro filho.

A porta voltada para o lado oeste está ligada ao elemento metal e aos filhos. É ótimo quando a porta do quarto de uma criança está voltada para essa direção. Esse local pode ser ativado com sinos tibetanos, cristais, objetos de porcelana e de cerâmica.

A porta que se abre para o noroeste é associada ao elemento metal, aos mentores e às viagens. Essa área pode ser ativada com cristais ou com objetos de argila, cerâmica e metal.

A porta voltada para o norte relaciona-se com o elemento água e com a carreira. Se você quer progredir no seu campo de trabalho, convém usar essa porta o máximo possível. Você pode também ativá-la, pendurando um sino tibetano de metal nas proximidades (o metal cria a água). Também pode-se colocar um aquário ou uma pequena fonte perto dessa porta.

A porta voltada para o nordeste é associada ao elemento terra, ao conhecimento e ao aprendizado. Essa direção é muito positiva para as pessoas que estão estudando ou para quartos de crianças. Ela pode ser ativada por meio de luzes brilhantes ou por algo vermelho (pois o fogo cria a terra). Objetos de cerâmica e argila também podem ser usados.

A porta que se abre para o leste está ligada à madeira, assim como à família e aos amigos íntimos. Caso a porta da sala de TV esteja voltada para essa direção, ótimo! Não haveria posição melhor. Essa área pode ser realçada com água, pois a água nutre a madeira. Um aquário ou uma fonte para ambientes internos, portanto, realçariam esse local. Vasos de plantas, inclusive em armações suspensas, também contribuiriam para ativar essa porta.

A porta voltada para o sudeste, relacionada ao elemento madeira, pode melhorar a vida financeira de qualquer pessoa que a use com freqüência. Você pode intensificar os efeitos dessa porta por meio de vasos de plantas, de flores ou de um aquário.

É melhor que as portas abram para o lado mais amplo do cômodo e fiquem paralelas à parede.

As portas estão ali para serem usadas. Se você perceber que certas portas do seu apartamento nunca são usadas, é importante que você passe a usá-las ou então pendure nelas um espelho para fazê-las desaparecer, simbolicamente. Portas sem uso podem dar azar. Por isso, caso um dos membros da família fique longe de casa por algum tempo, é preciso que alguém abra e feche a porta do quarto dele uma ou duas vezes por dia, para que ela continue ativada.

Talvez você ache certos cômodos do seu apartamento menos aconchegantes do que outros. É bem provável que isso aconteça porque as energias yin e yang desses locais não estão em equilíbrio. Procure notar se ali existe um equilíbrio entre luz e sombra, espaços ocupados e vazios, e verifique se os móveis não estão todos do mesmo lado. É preciso verificar o equilíbrio yin/yang em todo o apartamento. O melhor é que haja cômodos silenciosos e outros em que haja barulho. Alguns lugares da casa devem ficar na penumbra e outros, bem iluminados.

Você também pode usar os cinco elementos para harmonizar e equilibrar o apartamento. Cada elemento corresponde a duas das oito direções:

Sul	=	Fogo
Sudoeste	=	Terra
Oeste	=	Metal
Noroeste	=	Metal
Norte	=	Água
Nordeste	=	Terra
Leste	=	Madeira
Sudeste	=	Madeira

É preciso que você tenha esses elementos em mente quando decidir fazer mudanças em certas partes do apartamento onde mora. Por exemplo, o sudoeste e o nordeste seriam as piores direções para se ter um aquário, pois, de acordo com o Ciclo da Destruição, a terra domina a água.

As luzes são recursos importantíssimos do feng shui. Elas podem ser usadas para iluminar cantos escuros, onde o ch'i tende a ficar estagnado. O meu saguão de entrada é escuro, por isso sempre o mantenho bem iluminado, para atrair a maior quantidade possível de ch'i para dentro de casa. Luzes brilhantes atraem o ch'i, não importa onde estejam. No entanto, é mais importante atrair energia ch'i para a entrada da casa do que para qualquer outro lugar.

Lustres e cristais pendurados servem para várias coisas. Além de serem bonitos, atraem a energia ch'i e refletem-na em todas as direções. O melhor lugar para um lustre é a parte central do apartamento, que é o local de sorte. O ch'i atraído pelo lustre espalha-se por todo o apartamento. Os lustres também são benéficos quando pendurados nas partes sul (onde o elemento é fogo) e sudoeste (elemento madeira) do apartamento.

Os espelhos provavelmente são os recursos mais usados pelos praticantes do feng shui. Esses objetos são capazes de duplicar simbolicamente qualquer coisa que reflitam. Por isso eles são muito úteis na sala de jantar, onde podem duplicar a comida servida à mesa. Os espelhos também podem ser usados para refletir luz e fazer com que os cômodos pareçam maiores do que de fato são. Isso é particularmente útil quando o saguão de entrada do apartamento é pequeno ou muito estreito. Também usam-se espelhos para corrigir cômodos com formatos estranhos, fazendo-os parecer quadrados ou retangulares. Além de tudo isso, os espelhos também podem ser usados para refletir uma paisagem bonita, trazendo-a para dentro de casa.

O único lugar onde se deve ter cuidado ao se usar espelhos são os quartos. Não convém que eles fiquem voltados para a cama, principalmente se estiverem aos pés dela. A explicação tradicional para isso é a possibilidade de a pessoa se assustar, caso acorde à noite e depare com o seu próprio reflexo no espelho. No entanto, essa posição do espelho também é relacionada a problemas conjugais.

Os espelhos devem ser tão grandes quanto possível. Espelhos pequenos cortam simbolicamente as mãos e os pés das pessoas.

Os sinos tibetanos (também chamados "mensageiros dos ventos") fazem sons bastante agradáveis ao toque de uma brisa. Esses sons são um sinal de que o ch'i está fluindo. É importante optar por sinos que tenham tubos ocos, para que o ch'i possa passar por dentro deles. Os sinos tibetanos são muito populares no Oriente, pois lá existe a crença de que eles trazem sorte e dinheiro para os moradores da casa.

Os sinos tibetanos podem ser feitos de vários materiais diferentes, como metal, bambu, vidro e cerâmica. Os de metal podem ser pintados com representações dos quatro elementos. Alguns praticantes de feng shui dizem que os sinos tibetanos só devem ser usados fora de casa, embora a maioria não seja da mesma opinião. Como os sinos tibetanos de metal estão relacionados com o elemento metal, a parte oeste e noroeste da casa são os melhores lugares para colocá-los. Os fabricados de bambu (também chamados mensageiros dos ventos) devem ser pendurados no leste ou no sudeste, pois eles representam o elemento madeira. Mas também podem ser pendurados no sul, pois a madeira cria o fogo. (No entanto, não pendure sinos de metal no leste ou no sudeste, pois, de acordo com o Ciclo dos Elementos, o metal destrói a madeira.)

As flores sempre dão um ar festivo à casa, além de estimular o fluxo do ch'i. Vasos de plantas e flores frescas são o que há de melhor para as pessoas que moram em apartamento. Lembre-se de que flores murchas criam ch'i negativo; por isso, jogue as flores fora tão logo comecem a murchar. Flores artificiais também podem ser usadas, pois são uma boa alternativa para pessoas que vivem ocupadas. Porém, procure deixá-las sempre limpas e livres de poeira pois, caso contrário, criarão ch'i negativo ou estagnado. Do ponto de vista do feng shui, não é aconselhável usar flores secas, pois toda a água foi removida dessas plantas.

Todas as outras flores são boas alternativas, e quanto mais coloridas forem, melhor. Existem cinco flores que têm um significado especial para o feng shui, pois acredita-se que sejam especialmente benéficas:[2]

A peônia representa o amor, a riqueza e a honra. Acredita-se que as peônias em flor trazem prosperidade.

O crisântemo é a flor da felicidade e do riso. Ela simboliza conforto e descontração. As peônias e os crisântemos são as flores mais comuns nas festas de Ano Novo na China.

As magnólias brancas e as orquídeas representam a feminilidade, o bom gosto e a serenidade.

O lótus, a flor sagrada dos budistas, simboliza a pureza. Isso não é nenhuma surpresa, pois a belíssima flor-de-lótus nasce da lama e se abre triunfante sobre a superfície da água.

Todas as plantas criam ch'i e ajudam a harmonizar e equilibrar os ambientes. Os melhores locais para elas ficam no leste, no sudeste e no norte, pois essas direções estão relacionadas ao elemento madeira e ao elemento água.

As plantas também podem ser usadas para eliminar shars causados por cantos muito estreitos. Alguns amigos meus têm uma trepadeira que fica enrolada num pilar localizado na entrada da sala de estar. A planta, além de ser saudável e vistosa, faz com que um shar em potencial desapareça.

Os aquários e as fontes de ambientes internos podem se tornar belíssimos objetos de decoração numa sala, além de favorecer as finanças dos moradores. A água simboliza a riqueza e a abundância. O delicado murmúrio de água corrente também traz calma e serenidade. Todavia, é importante nesse caso evitar a parte sul do apartamento, pois o fogo e a água não combinam. O oposto se aplica ao norte. Um aquário ou uma fonte nesse local da casa faz com que os moradores progridam mais rápido em suas carreiras. O oeste e o noroeste também são bons locais para um aquário, pois o metal cria água. Da mesma forma, o leste e o sudeste também são positivos, pois a água nutre a madeira.

Figuras de animais feitas de pedra, de metal, de cerâmica e de vidro também costumam ser usadas no feng shui. Animais ferozes, como o leão, o tigre e as aves de rapina em geral, são colocados do lado de fora, para proteger o prédio. É por isso que às vezes vemos um par de leões, um de cada lado da entrada de um edifício. Animais pequenos, como a tartaruga e o coelho, são encontrados com mais freqüência dentro de casa. (As tartarugas representam a longevidade e os coelhos, a fertilidade.) Minha mãe tinha uma coleção de galinhas da qual gostava muito. Pode ser divertido colecionar pequenos objetos com figuras de animais e deixar a casa sob a proteção deles.

Capítulo 11

Conclusão

O objetivo do feng shui é harmonizar e trazer equilíbrio à sua vida. Você é um ser sem igual. Não existe nenhuma casa exatamente como a sua. A planta arquitetônica do seu apartamento pode ser idêntica à do seu vizinho, até os móveis podem ser os mesmos, mas a sua casa está impregnada com a sua própria personalidade. A maneira de dispor a mobília, a decoração e os enfeites, a maneira como você os arruma sobre os móveis, a quantidade de ar fresco que entra pela janela e muitas outras coisas fazem com que o seu apartamento seja diferente de qualquer outro.

É bem possível que você esteja satisfeito com a maneira como o seu apartamento está arrumado. Provavelmente existem algumas poucas coisas que você gostaria de mudar, mas, no geral, você está contente com ele.

Todavia, usando o feng shui para fazer alguns ajustes no que já foi feito, você pode ficar muito mais feliz com a sua casa. Depois de fazer isso, você constatará que todos os aspectos da sua vida vão mudar para melhor, pois você passará a expressar harmonia e equilíbrio aonde quer que vá.

Arranje tempo para fazer mudanças na sua casa, de acordo com o feng shui. É melhor fazer uma mudança de cada vez. Assim você tem condições de avaliar as conseqüências da mudança que fez. Depois de umas poucas semanas, faça mais uma mudança. Então, depois de algum tempo, faça outra. Agindo dessa forma, você provará a si mesmo que o feng shui de fato funciona.

De agora em diante, nunca mais você olhará para um espaço da mesma maneira. Sua relação com os ambientes que freqüenta mudará para melhor. Sua vida vai melhorar de muitas formas sutis, assim que você aprender a atrair para o seu mundo a energia generosa e benéfica do ch'i.

Tire o máximo proveito dessa energia abundante. Use-a para criar a vida que você sempre quis ter.

Apêndice 1

Elementos e Signos para os Nascidos de 1900 a 2000

Elemento	Signo	Ano
Metal	Rato	De 31 de jan. de 1900 a 18 de fev. de 1901
Metal	Boi	De 19 de fev. de 1901 a 7 de fev. de 1902
Água	Tigre	De 8 de fev. de 1902 a 28 de jan. de 1903
Água	Coelho	De 29 de jan. de 1903 a 15 de fev. 1904
Madeira	Dragão	De 16 de fev. de 1904 a 3 de fev. de 1905
Madeira	Serpente	De 4 de fev. de 1905 a 24 de jan. de 1906
Fogo	Cavalo	De 25 de jan. de 1906 a 12 de fev. de 1907
Fogo	Carneiro	De 13 de fev. de 1907 a 1º de fev. de 1908
Terra	Macaco	De 2 de fev. de 1908 a 21 de jan. de 1909
Terra	Galo	De 22 de jan. 1909 a 9 de fev. de 1910
Metal	Cachorro	De 10 de fev. de 1910 a 29 de jan. de 1911
Metal	Javali	De 30 de jan. de 1911 a 17 de fev. de 1912
Água	Rato	De 18 de fev. de 1912 a 5 de fev. de 1913
Água	Boi	De 6 de fev. de 1913 a 25 de jan. de 1914
Madeira	Tigre	De 26 de jan. de 1914 a 13 de fev. de 1915
Madeira	Coelho	De 14 de fev. de 1915 a 2 de fev. de 1916
Fogo	Dragão	De 3 de fev. de 1916 a 22 de jan. de 1917
Fogo	Serpente	De 23 de jan. de 1917 a 10 de fev. de 1918
Terra	Cavalo	De 11 de fev. de 1918 a 31 de jan. de 1919
Terra	Carneiro	De 1º de fev. de 1919 a 19 de fev. de 1920
Metal	Macaco	De 20 de fev. de 1920 a 7 de fev. de 1921
Metal	Galo	De 8 de fev. de 1921 a 27 de jan. de 1922
Água	Cachorro	De 28 de jan. de 1922 a 15 de fev. de 1923
Água	Javali	De 16 de fev. de 1923 a 4 de fev. de 1924
Madeira	Rato	De 5 de fev. de 1924 a 24 de jan. de 1925
Madeira	Boi	De 25 de jan. de 1925 a 12 de fev. de 1926
Fogo	Tigre	De 13 de fev. de 1926 a 1º de fev. de 1927

Fogo	Coelho	De 2 de fev. de 1927 a 22 de jan. de 1928
Terra	Dragão	De 23 de jan. de 1928 a 9 de fev. de 1929
Terra	Serpente	De 10 de fev. de 1929 a 29 de jan. de 1930
Metal	Cavalo	De 30 de jan. de 1930 a 16 de fev. de 1931
Metal	Carneiro	De 17 de fev. de 1931 a 5 de fev. de 1932
Água	Macaco	De 6 de fev. de 1932 a 25 de jan. de 1933
Água	Galo	De 26 de jan. de 1933 a 13 de fev. de 1934
Madeira	Cachorro	De 14 de fev. de 1934 a 3 de fev. de 1935
Madeira	Javali	De 4 de fev. de 1935 a 23 de jan. de 1936
Fogo	Rato	De 24 de jan. de1936 a 10 de fev. de 1937
Fogo	Boi	De 11 de fev. de 1937 a 30 de jan. de 1938
Terra	Tigre	De 31 de jan. de 1938 a 18 de fev. de 1939
Terra	Coelho	De 19 de fev. de 1939 a 7 de fev. de 1940
Metal	Dragão	De 8 de fev. de 1940 a 26 de jan. de 1941
Metal	Serpente	De 27 de jan. de 1941 a 14 de fev. de 1942
Água	Cavalo	De 15 de fcv. de 1942 a 4 de fev. de 1943
Água	Carneiro	De 5 de fev. de 1943 a 24 de jan. de 1944
Madeira	Macaco	De 25 de jan. de 1944 a 12 de fev. de 1945
Madeira	Galo	De 13 de fev. de 1945 a 1º de fev. de 1946
Fogo	Cachorro	De 2 de fev. de 1946 a 21 de jan. de 1947
Fogo	Javali	De 22 de jan. de 1947 a 9 de fev. de 1948
Terra	Rato	De 10 de fev. de 1948 a 28 de jan. de 1949
Terra	Boi	De 29 de jan. de 1949 a 16 de fev. de 1950
Metal	Tigre	De 17 de fev. de 1950 a 5 de fev. de 1951
Metal	Coelho	De 6 de fev. de 1951 a 26 de jan. de 1952
Água	Dragão	De 27 de jan. de 1952 a 13 de fev. de 1953
Água	Serpente	De 14 de fev. de 1953 a 2 de fev. de 1954
Madeira	Cavalo	De 3 de fev. de 1954 a 23 de jan. de 1955
Madeira	Carneiro	De 24 de jan. de 1955 a 11 de fev. de 1956
Fogo	Macaco	De 12 de fev. de 1956 a 30 de jan. de 1957
Fogo	Galo	De 31 de jan. de 1957 a 17 de fev. de 1958
Terra	Cachorro	De 18 de fev. de 1958 a 7 de fev. de 1959
Terra	Javali	De 8 de fev. de 1959 a 27 de jan. de 1960
Metal	Rato	De 28 de jan. de 1960 a 14 de fev. de 1961
Metal	Boi	De 15 de fev. de 1961 a 4 de fev. de 1962
Água	Tigre	De 5 de fev. de 1962 a 24 de jan. de 1963
Água	Coelho	De 25 de jan. de 1963 a 12 de fev. de 1964

Madeira	Dragão	De 13 de fev. de 1964 a 1º de fev. de 1965
Madeira	Serpente	De 2 de fev. de 1965 a 20 de jan. de 1966
Fogo	Cavalo	De 21 de jan. de 1966 a 8 de fev. de 1967
Fogo	Carneiro	De 9 de fev. de 1967 a 29 de jan. de 1968
Terra	Macaco	De 30 de jan. de 1968 a 16 de fev. de 1969
Terra	Galo	De 17 de fev. de 1969 a 5 de fev. de 1970
Metal	Cachorro	De 6 de fev. de 1970 a 26 de jan. de 1971
Metal	Javali	De 27 de jan. de 1971 a 15 de jan. de 1972
Água	Rato	De 16 de jan. de 1972 a 2 de fev. de 1973
Água	Boi	De 3 de fev. de 1973 a 22 de jan. de 1974
Madeira	Tigre	De 23 de jan. de 1974 a 10 de fev. de 1975
Madeira	Coelho	De 11 de fev. de 1975 a 30 de jan. de 1976
Fogo	Dragão	De 31 de jan. de 1976 a 17 de fev. de 1977
Fogo	Serpente	De 18 de fev. de 1977 a 6 de fev. de 1978
Terra	Cavalo	De 7 de fev. de 1978 a 17 de jan. de 1979
Terra	Carneiro	De 18 de jan. de 1979 a 15 de fev. de 1980
Metal	Macaco	De 16 de fev. de 1980 a 4 de fev. de 1981
Metal	Galo	De 5 de fev. de 1981 a 24 de jan. de 1982
Água	Cachorro	De 25 de jan. de 1982 a 12 de fev. de 1983
Água	Javali	De 13 de fev. de 1983 a 1º de fev. de 1984
Madeira	Rato	De 2 de fev. de 1984 a 19 de fev. de 1985
Madeira	Boi	De 20 de fev. de 1985 a 8 de fev. de 1986
Fogo	Tigre	De 9 de fev. de 1986 a 28 de jan. de 1987
Fogo	Coelho	De 29 de jan. de 1987 a 16 de fev. de 1988
Terra	Dragão	De 17 de fev. de 1988 a 5 de fev. de 1989
Terra	Serpente	De 6 de fev. de 1989 a 26 de jan. de 1990
Metal	Cavalo	De 27 de jan. de 1990 a 14 de fev. de 1991
Metal	Carneiro	De 15 de fev. de 1991 a 3 de fev. de 1992
Água	Macaco	De 4 de fev. de 1992 a 22 de jan. de 1993
Água	Galo	De 23 de jan. de 1993 a 9 de fev. de 1994
Madeira	Cachorro	De 10 de fev. de 1994 a 30 de jan. de 1995
Madeira	Javali	De 31 de jan. de 1995 a 18 de fev. de 1996
Fogo	Rato	De 19 de fev. de 1996 a 6 de fev. de 1997
Fogo	Boi	De 7 de fev. de 1997 a 27 de jan. de 1998
Terra	Tigre	De 28 de jan. de 1998 a 15 de fev. de 1999
Terra	Coelho	De 16 de fev. de 1999 a 4 de fev. de 2000
Metal	Dragão	De 5 de fev. de 2000

Apêndice 2

Trigramas Pessoais de Acordo com o Ano de Nascimento

Chien

Homem: 1913, 1922, 1931, 1940, 1949, 1958, 1967, 1976, 1985, 1994
Mulher: 1919, 1928, 1937, 1946, 1955, 1964, 1973, 1982, 1991

Tui

Homem: 1912, 1921, 1930, 1939, 1948, 1957, 1966, 1975, 1984, 1993
Mulher: 1911, 1920, 1929, 1938, 1947, 1956, 1965, 1974, 1983, 1992

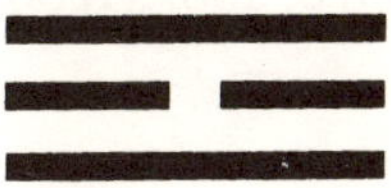

Li

Homem: 1910, 1919, 1928, 1937, 1946, 1955, 1964, 1973, 1982, 1991
Mulher: 1913, 1922, 1931, 1940, 1949, 1958, 1967, 1976, 1985, 1994

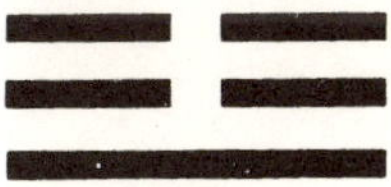

Chen

Homem: 1916, 1925, 1934, 1943, 1952, 1961, 1970, 1979, 1988, 1997
Mulher: 1916, 1925, 1934, 1943, 1952, 1961, 1970, 1979, 1988, 1997

Sun

Homem: 1915, 1924, 1933, 1942, 1951, 1960, 1969, 1978, 1987, 1996
Mulher: 1917, 1926, 1935, 1944, 1953, 1962, 1971, 1980, 1989, 1998

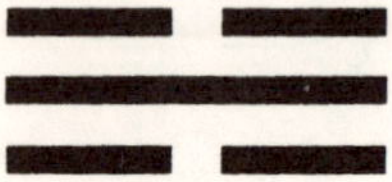

K'an

Homem: 1918, 1927, 1936, 1945, 1954, 1963, 1972, 1981, 1990, 1999
Mulher: 1914, 1923, 1932, 1941, 1950, 1959, 1968, 1977, 1986, 1995

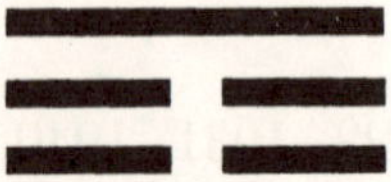

Ken

Homem: 1911, 1920, 1929, 1938, 1947, 1956, 1965, 1974, 1983, 1992
Mulher: 1918, 1921, 1927, 1930, 1936, 1939, 1945, 1948, 1954, 1957, 1963, 1966, 1972, 1975, 1981, 1984, 1990, 1993, 1999

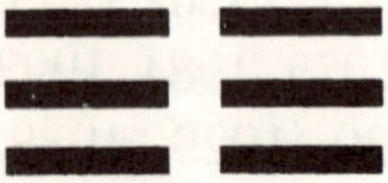

K'un

Homem: 1914, 1917, 1923, 1926, 1932, 1935, 1941, 1944, 1950, 1953, 1959, 1962, 1968, 1971, 1977, 1980, 1986, 1989, 1995, 1998
Mulher: 1915, 1924, 1933, 1942, 1951, 1960, 1969, 1978, 1987, 1996

Notas

Capítulo 1

1. Ditado anônimo. Lyall Watson, *Earthworks* (Hodder and Stoughton Limited, Londres, 1986), 96.

Capítulo 3

1. Luo-pans com inscrições em inglês podem ser encontrados no American Feng Shui Institute, 108 North Ynez Avenue, Ste. #202, Monterey Park, CA 91754.

Capítulo 5

1. Lillian Too, *Applied Pa-kua and Lo-Shu Feng Shui* (Malásia: Konsep Books, 1993), 69.

Capítulo 11

1. Richard Webster, *Dowsing for Beginners* (St. Paul: Llewellyn Publications, 1996), 110-112.
2. Richard Webster, *Feng Shui for Beginners* (St. Paul: Llewellyn Publications, 1997), 103.

Glossário

Ba-guá – O ba-guá é um símbolo octogonal, muito usado como talismã de proteção. No centro, ele costuma ter um espelho ou o símbolo yin-yang e ao redor os oito trigramas do I Ching. Podemos usar o ba-guá para determinar nossas direções e locais favoráveis e desfavoráveis.

Canto da Casualidade – O Canto da Casualidade é o canto visível mais distante da porta da frente. Considerada uma posição de sorte, ela é perfeita para se colocar algo que represente o elemento pessoal do dono da casa ou o elemento que o precede, no Ciclo da Criação.

Ch'i – Ch'i é a energia universal ou a força vital, encontrada em todas as coisas vivas. Ela é às vezes chamada de "sopro cósmico" ou "sopro do dragão". No Tao, acredita-se que o cosmos é algo cheio de vida, que cria e usa a energia ch'i. Quando acumulamos e cultivamos essa energia, atraímos sorte, longevidade e felicidade.

Ciclo da Criação – Os cinco elementos da Astrologia chinesa podem ser combinados de várias maneiras. No Ciclo da Criação, eles são combinados de tal forma que cada elemento ajuda a criar e reforça o que vem a seguir no ciclo. No Ciclo da Criação, o fogo produz a terra, a terra produz o metal, o metal se liquefaz (o que, simbolicamente, produz a água), a água nutre e cria a madeira e a madeira queima e cria o fogo.

Ciclo da Destruição – Os cinco elementos da Astrologia chinesa podem se combinar de várias maneiras. No Ciclo da Destruição, eles formam um ciclo em que cada elemento domina e subjuga o que vem a seguir. No Ciclo da Destruição, o fogo derrete o metal, o metal destrói a madeira, a madeira tira as forças da terra, a terra absorve e bloqueia a água e a água apaga o fogo.

Cinco Elementos – Os cinco elementos da Astrologia chinesa são muito usados no feng shui. São eles: fogo, terra, metal, água e madeira. Cada elemento tem um tipo diferente de energia e a combinação de todos eles desempenha um papel importante no feng shui. No seu mapa astrológico chinês, você sempre vai encontrar vários ou todos os elementos. O astrólogo estuda a importância de cada elemento em nosso mapa para determinar a nossa personalidade. No feng shui, usamos principalmente o elemento que está relacionado ao nosso ano de nascimento.

Escola da Bússola – Existem duas escolas principais de feng shui. A Escola da Bússola usa a bússola, o ba-guá, os oito trigramas do I Ching e a Astrologia chinesa como instrumentos de trabalho. Ela é mais técnica e matemática do que a Escola da Forma. Na prática, a maioria dos praticantes de feng shui usa uma combinação dessas duas escolas.

Escola da Forma – Existem duas escolas principais de feng shui. A Escola da Forma, muito mais antiga, baseia-se na geografia do lugar para fazer suas observações. As formas e localização dos montes, montanhas, rios e regatos são cuidadosamente estudados para se determinar o local em que há abundância de ch'i benéfico.

Feng Shui – Feng shui é a arte de viver em harmonia com a terra. Esse termo também significa "vento e água". Se vivermos em harmonia com os ventos e com as águas da Terra, na nossa vida haverá muito mais contentamento e abundância.

Quadrado Mágico – O quadrado mágico consiste numa série de números dispostos numa grade de tal forma que todas as linhas, horizontais, verticais e diagonais, quando somados os números, dão o mesmo resultado. O mais famoso dos quadrados mágicos é o que Fu Hsi criou com base nas marcações do casco de uma tartaruga que rastejou para fora do rio Amarelo, há aproximadamente 5 mil anos. Essa descoberta deu origem ao feng shui, ao I Ching e à Astrologia e Numerologia chineses.

Quatro Casas do Leste (As) – O ba-guá indica oito direções que são divididas em dois grupos: As Quatro Casas do Leste e as Quatro Casas do Oeste. As Quatro Casas do Leste se compõem dos trigramas Li, que representa o sul; K'an, que representa o norte; Chen, que representa o leste; e Sun, que representa o sudeste. Se a sua porta dos fundos está voltada para qualquer uma dessas direções, o seu apartamento pertence ao grupo das Quatro Casas do Leste.

Quatro Casas do Oeste (As) – O ba-guá indica oito direções que são divididas em dois grupos: As Quatro Casas do Leste e as Quatro Casas do Oeste. As Quatro Casas do Oeste são Chien, que representa o noroeste; K'un, que representa o sudoeste; Ken, que representa o nordeste e Tui, que representa o oeste. Se a porta dos fundos está voltada para qualquer uma dessas direções, o seu apartamento pertence ao grupo das Quatro Casas do Oeste.

Shars – Os shars são feixes de energia, em linha reta, que podem causar azar ou infortúnios. Eles são muito conhecidos também como "setas envenenadas". Uma rua ou um caminho que convirja diretamente para a entrada do seu prédio pode ser considerado um shar. Se o prédio vizinho forma um ângulo com o seu, as duas paredes que apontam na sua direção criam uma seta que pode ser considerada um shar.

Soluções – As soluções ou as "curas" servem para modificar ou eliminar os efeitos maléficos dos shars. O espelho ba-guá, por exemplo, pode ser usado para refletir de volta um shar. Uma simples cerca-viva pode ser uma solução, caso ela tire de vista um shar.

Yin e Yang – As energias yin e yang representam os dois opostos da filosofia taoísta. No entanto, os efeitos dessas energias são complementares e não opostos, portanto, uma não pode viver sem a outra. A noite e o dia são um bom exemplo: sem a noite, não pode haver dia. Outros pares yin e yang são: alto e baixo, masculino e feminino, negativo e positivo, contração e expansão. O conceito surgiu originariamente quando os antigos observaram os dois lados de uma montanha. Eles chamaram o lado nordeste, que ficava na sombra, de yin; e o lado sudeste, ensolarado, de yang. Essa visão dualística do universo desempenha um importante papel no feng shui.

Bibliografia

Chuen, Mestre Lam Kam. *Feng Shui Handbook.* Londres: Gaia Books Limited e Nova York: Henry Holt and Company, 1996.

Heann-Tatt, Ong. *The Chinese Pakua.* Malásia: Pelanduk Publications, 1991.

Kaptchuk, Ted. J. *The Web That Has No Weaver.* Nova York: Congdon and Weed, Inc., 1983.

de Kermadec, Jean-Michel Huon. *The Way to Chinese Astrology: The Four Pillars of Destiny.* Traduzido por N. Derek Poulsen. Londres: Unwin Paperbacks, 1983.

Kingston, Karen. *Creating Sacred Space with Feng Shui.* Londres: Judy Piatkus (Publishers) Limited, 1997.

Lin, Jami, org. *Contemporary Earth Design: A Feng Shui Anthology.* Miami, FL: Earth Design, Inc., 1997.

Low, Albert. *Practical Feng Shui for the Home.* Malásia: Pelanduk Publications, 1995.

Stevens, Keith. *Chinese Gods.* Londres: Collins and Brown Limited, 1997.

Too, Lillian. *Feng Shui.* Malásia: Konsep Lagenda Sdn Bhd., 1993.

——. *Practical Applications of Feng Shui.* Malásia: Konsep Lagenda Sdn Bhd., 1994.

Tsuei, Wei. *Roots of Chinese Culture and Medicine.* Malásia: Pelanduk Publications, 1992.

Watson, Lyall. *Earthworks.* Londres: Hodder and Stoughton Limited, 1986.

Webster, Richard. *Feng Shui for Beginners.* St. Paul, MN: Llewellyn Publications, 1997.

——. *Dowsing for Beginners.* St. Paul, MN: Llewellyn Publications, 1996.

Wong, Eva. *Feng-Shui.* Boston, MA: Shambhala Publications, Inc., 1996.

Sobre o Autor

Richard Webster nasceu na Nova Zelândia em 1946 e reside no seu país de origem até hoje. Ele viaja pelo mundo inteiro todos os anos, fazendo seminários e dando cursos sobre temas psíquicos. Richard já escreveu muitos livros, a maioria sobre temas psíquicos, e também escreve para colunas mensais em várias revistas.

Richard é casado e tem três filhos. Sua família sempre o apoiou em seu trabalho, embora o filho mais velho, depois de acompanhar de perto a carreira do pai, tenha decidido estudar contabilidade.

Para Escrever para o Autor

Se você quiser entrar em contato com Richard Webster ou gostaria de obter informações mais detalhadas sobre este livro, por favor mande sua carta aos cuidados da editora Llewellyn Worldwide e nós a encaminharemos ao autor. Tanto Richard Webster quanto o editor gostariam de ouvir o que você tem a dizer. A Llewellyn Worldwide não pode garantir que todas as cartas dirigidas ao autor serão respondidas, mas todas certamente serão enviadas. Por favor, escreva para:

Richard Webster
c/o Llewellyn Worldwide
P.O. Box 64383, Dept. K808-7
St. Paul, MN 55164-0383, U.S.A.

Favor acrescentar um envelope selado e endereçado para resposta ou um dólar para cobrir as despesas. Caso você não more nos Estados Unidos, envie um cupom postal internacional para resposta.